Petra Plaum
Prof. Dr. Hans-Raimund Casser

# Aktiv leben mit Arthrose

Stiftung Warentest

# Inhaltsverzeichnis



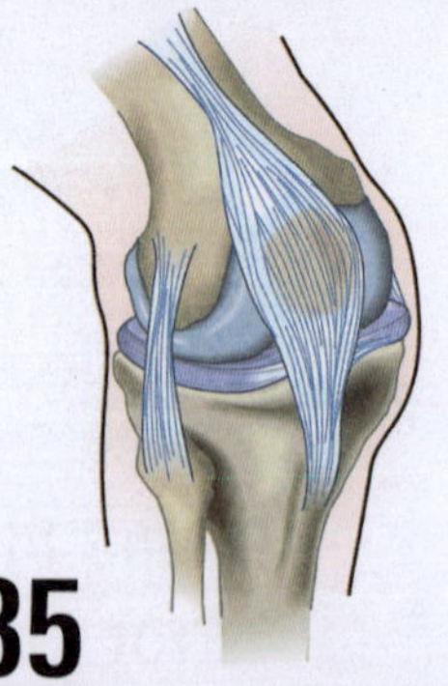



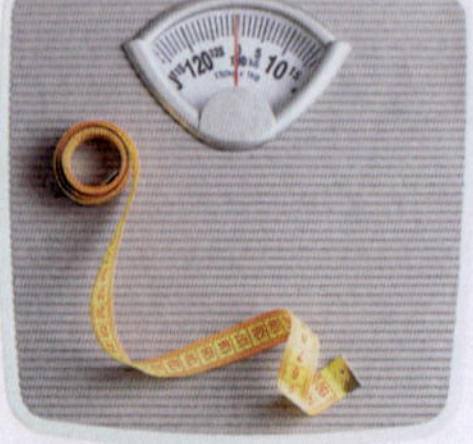

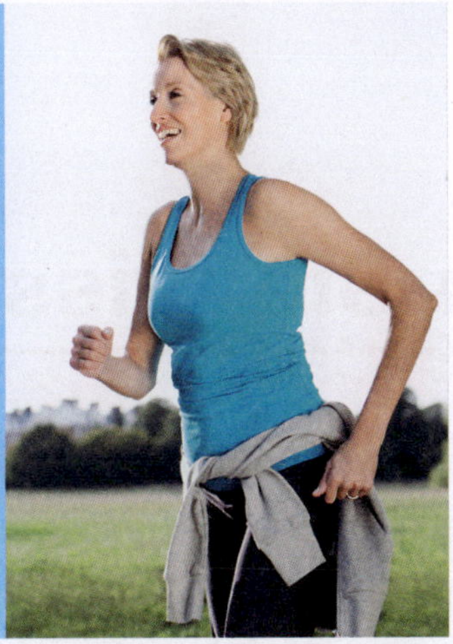

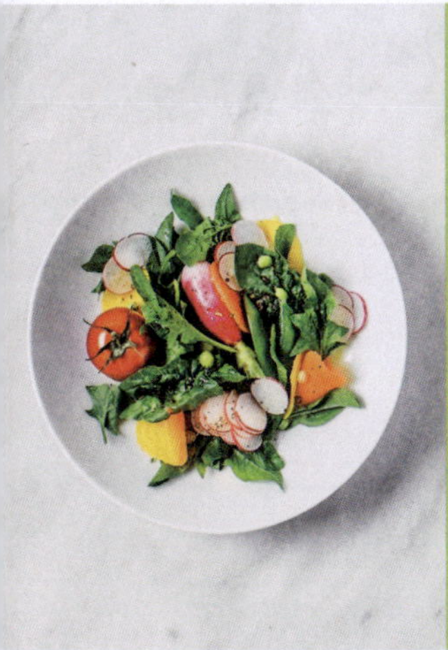



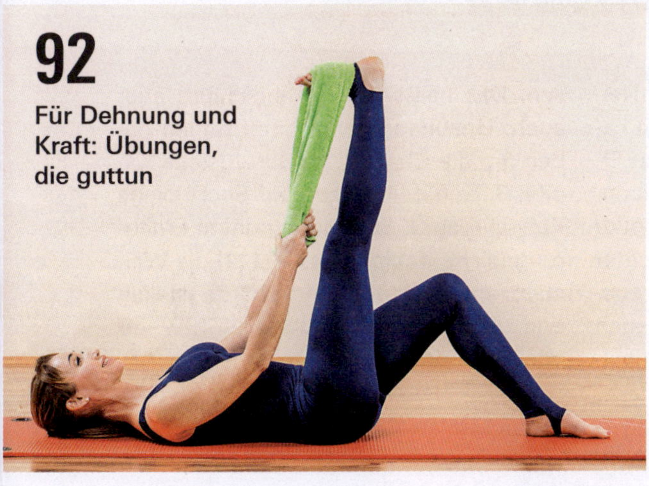

# Was wollen Sie wissen?

Arthrose hat unterschiedliche Ursachen und viele Gesichter. Wundermittel, die allen helfen, gibt es nicht. Allerdings wird die Liste an Therapien und Lebensgewohnheiten, die sich gegen die Schmerzen bewähren, immer länger. So können Sie auch mit Arthrose ein aktives, erfülltes Leben führen.

## In meiner Familie haben viele Personen eine Arthrose. Wird mir das auch passieren?

**Tatsächlich gibt es** eine erbliche Neigung. Aber: Neben den Genen teilen Familien oft auch den Lebensstil. Wenn Eltern und Kinder exzessiv Sport treiben, wenn alle Übergewicht haben oder wenn Großvater, Mutter und Tochter denselben gelenkbelastenden Beruf ausüben, dann ist es nur logisch, dass auch alle ein erhöhtes Arthroserisiko aufweisen. Das heißt im Umkehrschluss aber auch: Unabhängig von Ihren Genen haben Sie die Chance, im Beruf (siehe Kapitel 3, S. 63), in Bezug auf Sport (siehe Kapitel 4 ab S. 86) und in puncto Ernährung (siehe Kapitel 5 ab S. 111) die Weichen auf „gelenkfreundlich" zu stellen und der Arthrose vorzubeugen bzw. ihr Voranschreiten zu verlangsamen.

## Ich würde gerne mehr selbst tun, weiß aber nicht, wie.

**Dieses Buch** zu lesen, kann Ihr erster Schritt dazu sein. Denn Sie erhalten nicht nur Hintergrundwissen zur Entstehung unterschiedlicher Arthrosearten und zu Therapieansätzen, sondern auch Anregungen dazu, wie Sie mehr Gelenkfreundlichkeit in Ihren Alltag integrieren. Das Endlich-schmerzfrei-Programm, das in Kapitel 2 ab S. 40 vorgestellt wird, hilft Ihnen dabei, Ihre Strategie in Bezug auf Bewegung, Ernährung und Medikamente zu entwickeln. In sechs Wochen probieren Sie vieles aus und sammeln Erfahrungen. Danach wissen Sie, was Ihren Gelenken und Ihnen guttut – und was nicht.

## Skifahren ist meine große Leidenschaft. Muss ich mit einer Hüftarthrose nun darauf verzichten?

**Ski Alpin** gilt als gelenkbelastender Sport – wer schon Arthrose hat, sollte nicht mehr damit anfangen. Doch erfahrene Skifahrer, die die Bewegungsabläufe verinnerlicht haben, müssen keinesfalls im Tal bleiben. Experten betonen: Mit fortgeschrittener Arthrose, ja selbst mit einem künstlichen Hüftgelenk, ist das Skifahren prinzipiell möglich. Achten Sie aber auf gute Vorbereitung – bauen Sie Ihre Muskulatur und Kondition gezielt auf. Sprechen Sie mit Ihrer Ärztin oder Ihrem Physiotherapeuten ab, was Sie noch tun können, um das betroffene Gelenk zu entlasten. Mehr zu Sport bei Arthrose verrät das Kapitel 4 ab S. 86 und mehr zum Gelenkersatz erfahren Sie in Kapitel 7 ab S. 153.

## Manchmal schwillt mein Knie richtig stark an und tut sehr weh. Ist Schonung da nicht das Beste?

**Tatsächlich sind die Wochen** mit einer aktivierten Arthrose eine Zeit, in der Schonung sinnvoll ist. Denn jetzt ist Ihre Gelenkinnenhaut entzündet, vielleicht hat sich im Gelenk zusätzlich ein Erguss gebildet, zusätzlicher Druck würde die Heilung verzögern (mehr dazu: Kapitel 1, S. 35). Das Gebot der Stunde heißt also: Schonung, Kühlung, Entzündungshemmung (beispielsweise mit Schmerzmitteln aus der Gruppe der nichtsteroidalen Antirheumatika oder auch einer Schmerzspritze vom Arzt, siehe Kapitel 6 ab S. 131). Aber denken Sie daran: Sobald es Ihnen besser geht, tut Bewegung Ihren Gelenken ausgesprochen gut! Und auch im Sitzen können Sie Ihren Körper dehnen und kräftigen (Übungen dazu finden Sie in Kapitel 4 ab S. 92).

## Meine Physiotherapeutin hat mir empfohlen, auf Fleisch zu verzichten. Hilft das wirklich bei einer Arthrose?

**Tatsächlich machen viele** Menschen, die von einer Arthrose betroffen sind, gute Erfahrungen damit, ganz oder teilweise auf Fleisch und Wurstwaren zu verzichten. Fleisch, vor allem Schweinefleisch, enthält nämlich viel Arachidonsäure. Diese Omega-6-Fettsäure fördert, im Übermaß konsumiert, Entzündungen und trägt zum Verschleiß der Gelenke bei. Allerdings lässt sich mit einer insgesamt entzündungshemmenden Ernährung (mit ausreichend Omega-3-Fettsäuren und viel pflanzlicher Kost) ebenfalls viel erreichen – lesen Sie dazu Kapitel 5, ab S. 111. Dort finden Sie auch Tipps zum Abnehmen, denn wer Übergewicht reduziert, tut damit aktiv etwas gegen Arthroseschmerzen.

## Bei akuten Schmerzen möchte ich nicht immer gleich Medikamente nehmen. Gibt es noch etwas anderes, das ich tun kann?

**Zum Glück** führen bei Arthrose viele Wege zur Schmerzlinderung – zum Beispiel Kälte- oder Wärmeanwendungen, Kohlwickel, Quarkpackungen, Akupunktur, Reizstrom und Blutegel. Viele Patienten finden zudem mit der Zeit heraus, welche Dehn- und Kräftigungsübungen, die trotz der Schmerzen möglich sind, bei ihnen bestimmte Beschwerden effektiv lindern. In den Kapiteln 3 und 4 sind zahlreiche nicht-medikamentöse Behandlungsansätze beschrieben, die sich bewährt haben. Einige können Sie zu Hause ausprobieren, andere sollten Sie Ihren Arzt oder Ihre Physiotherapeutin besprechen.

## Ich habe gehört, dass Hyaluronsäurespritzen wahre Wunder vollbringen sollen. Stimmt das?

**Leider nein.** Zwar sind viele Patienten dadurch tatsächlich einige Monate lang schmerzfrei, denn Hyaluronsäure ist von Natur aus in der Gelenkschmiere enthalten. Die Injektion hilft, den Restknorpel zu schmieren und seine Zerstörung zu bremsen. Doch Ihr Körper baut die Hyaluronsäure wieder ab und sobald dies geschehen ist, kehren die Beschwerden zurück. Ebenfalls gut zu wissen: Ist die Arthrose bereits fortgeschritten und der Knorpel fast oder ganz abgetragen, kommt die Behandlung zu spät. Wenn Sie es wagen möchten, noch genug Knorpel haben und die Kosten von 250 bis 300 Euro nicht scheuen, sollten Sie unbedingt einen Arzt auswählen, der viel Erfahrung mit dieser Behandlung hat.

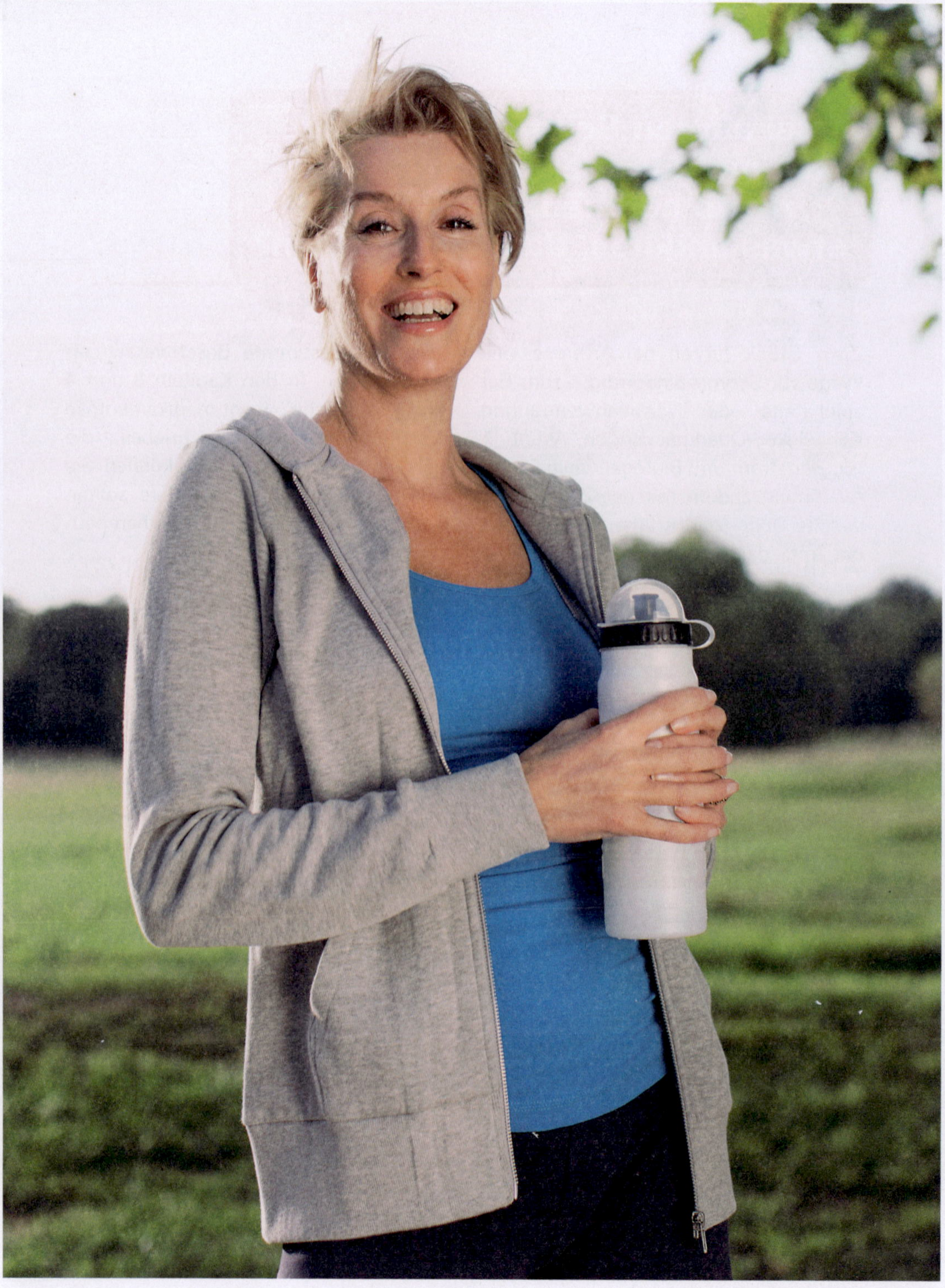

# Arthrose – kein Schreckgespenst!

Arthrose mag zu Einschränkungen führen, aber Sie haben der Krankheit allerhand entgegenzusetzen. Für Sie gilt es nun, die Ursachen und verstärkenden Einflüsse zu erkennen und Ihren Lebensstil aktiv anzupassen.

**Ob im Knie, der Hüfte,** einem oder mehreren Fingern, im Fuß, der Schulter oder in einzelnen Abschnitten der Wirbelsäule: Die Diagnose Arthrose löst oft viele Unsicherheiten und Befürchtungen aus. Schließlich entsteht sie unter anderem durch Verschleiß, und Verschleiß klingt nach: altersschwach, abgenutzt, nicht mehr fit. Ganz so ist es aber nicht! Mit beginnender Arthrose halten Sie die Zügel noch in der Hand und können mit einer gezielten Veränderung Ihres Lebensstils sogar bewirken, dass die Schmerzen wieder verschwinden. Vielen geht es nach einiger Zeit sogar besser als vor der Diagnose, weil Muskeln aufgebaut sowie Entzündungen im Körper abgebaut werden und sie bewusster durch den Alltag gehen. Auch in den späteren Stadien der Arthrose gibt es Möglichkeiten, die Beschwerden zu bekämpfen und die Lebensqualität zu steigern. Selbst der operative Gelenkersatz, der heute gängige Praxis ist, hat seine Schrecken verloren. Es bieten sich Ihnen viele unterschiedliche Möglichkeiten, wie Sie Ihren ganz persönlichen Weg mit der Erkrankung gestalten können.

# Was ist Arthrose genau?

Arthrose kann verschiedene Ursachen haben, die oft komplex ineinandergreifen. Sie zu verstehen, kann Ihnen helfen, den Gelenkverschleiß zu bremsen.

**Der Begriff Arthrose** setzt sich zusammen aus dem griechischen arthron (Gelenk) und der Endung -ose, die in der Medizin für eine nicht entzündliche, dauerhafte Zustandsveränderung steht. Arthrose geht mit dem Verschleiß des Gelenkknorpels einher und wird daher auch als degenerative (also durch Verschleiß bedingte) Erkrankung bezeichnet. Obwohl Arthrose an sich keine entzündliche Erkrankung ist, spielen schmerzhafte Entzündungen doch eine große Rolle. Im Krankheitsverlauf kommt es oft zu Entzündungen der Gelenkinnenhaut, und bestehende Entzündungen an anderen Stellen im Körper können das Voranschreiten der Arthrose begünstigen. Gerade im Bereich der Entzündungen können Sie jedoch viel tun, um sich nachhaltig Linderung zu verschaffen.

### Welche Gelenke können von Arthrose betroffen sein?

Arthrose kann an allen beweglichen Gelenken entstehen. Davon finden sich in Ihrem Körper mehr als hundert. Während Arthrose im Kiefergelenk eher selten vorkommt, sind andere Gelenke sehr häufig betroffen. So können Kniegelenkarthrose (fachsprachlich Gonarthrose), Hüftarthrose (Coxarthrose) oder die Polyarthrose (Arthrose verschiedener Gelenke in den Händen) durchaus als Volkskrankheiten bezeichnet werden. Das liegt nicht nur daran, dass wir Menschen ein immer höheres Alter erreichen und wir größer und schwerer werden, sodass Knie und Hüften höhere Lasten tragen müssen, sondern auch an unserer zum Teil ungesunden Lebensweise. Zusätzlich haben immer mehr Menschen Berufe, die mit einseitiger oder zu wenig Bewegung einhergehen. Kommt noch eine genetische Neigung dazu, entsteht irgendwann eine Arthrose. Mit ihr leben aktuell etwa 5 bis 12 Millionen Menschen allein in Deutschland.

### Wenn die Knochen zu eng zusammenrücken

Um zu verstehen, wie es dazu kommen kann, lohnt sich der Blick auf den Aufbau eines Gelenks. Im Idealfall ist alles rund, glatt und geschmeidig – zwei Knochen bilden eine Einheit, ohne aneinanderzureiben. Denn jedes Knochenende ist mit Knorpel überzogen, der einiges aushält. Er ist zäh genug, um die Belastungen des Alltags über viele Jahrzehnte abzupuffern. Ernährt wird der

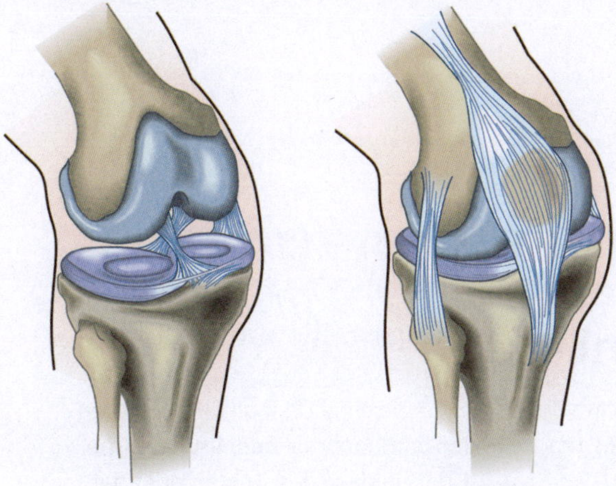

**Gesund und kräftig**
Der Gelenkknochen ist vollständig von Knorpel umschlossen. Der hier blaue Gelenkknorpel ist zäh und puffert die Belastungen des Alltags ab.

Knorpel durch die Gelenkschmiere (fachsprachlich Synovia), die sich im schmalen Gelenkspalt zwischen den beiden Knochenenden befindet.

Von außen schützt und stabilisiert eine Gelenkkapsel das Gelenk. Bänder und benachbarte Muskeln unterstützen sie dabei. Die Lasten des Alltags werden gleichmäßig verteilt, und kein Teil des Gelenks muss zu schwer tragen. Wenn doch mal größeres Gewicht auf das Gelenk einwirkt als üblich, dient der Knorpel als Stoßdämpfer. Und so wie der Stoßdämpfer eines Autos Öl benötigt, braucht der Knorpel die Gelenkschmiere. Sie wird im inneren Teil der Gelenkkapsel, der Gelenkhöhle, von der Gelenkschleimhaut (Synovialis) gebildet. Leider ist ein so komplexes System störanfällig. Denn sowohl die Gelenkkapsel als auch die Muskeln und Bänder können von außen überlastet und verletzt, aber auch von innen durch Entzündungen geschädigt werden. All das trägt dazu bei, dass die Knorpel nicht mehr optimal versorgt werden und ihre Aufgaben nicht mehr erfüllen. Die Arthrose beginnt und schreitet voran. Schädigungen von außen entstehen zum Beispiel durch

- ein Übermaß an Sport,
- einen Beruf mit einseitiger, übermäßiger Belastung einzelner Gelenke, wie Dachdecker, Fliesenleger oder Pflegefachkraft,
- Fehlbildungen, wie eine Hüftdysplasie,
- Fehlstellungen, wie X- oder O-Beine,
- Übergewicht,
- Verkehrs-, Sport- und Haushaltsunfälle.

---

i **Die Gelenkschmiere (Synovia)** besteht unter anderem aus Wasser, Glukose, Aminosäuren, Fetttröpfchen und Hyaluronsäure und sorgt so dafür, dass die Knorpeloberfläche glatt und widerstandsfähig bleibt.

Checkliste

## Selbsttest: Ist es Arthrose?

Ihre Antworten auf die folgenden Fragen geben Hinweise darauf, wie es um Ihre Gelenkgesundheit steht:

- ☐ Wenn Sie nach langem Sitzen oder Liegen aufstehen – verspüren Sie in Fuß, Knie, Hüfte oder im Wirbelsäulenbereich Schmerzen?
- ☐ Tut eines Ihrer Gelenke auffallend weh, wenn Sie es kurzzeitig besonders belasten?
- ☐ Schmerzt eines Ihrer Gelenke auch im Ruhezustand häufiger?
- ☐ Kennen Sie reibende, kratzende Schmerzen in einem oder mehreren Gelenken?
- ☐ Haben Sie häufiger oder sogar dauerhaft ein verdicktes Gelenk?
- ☐ Wenn eines Ihrer Gelenke zu Schmerzen oder Schwellungen neigt: Tasten Sie es bitte ab und vergleichen Sie das Ergebnis mit dem Tastbefund eines anderen (Knie-, Finger-, Zehen-)Gelenks. Fühlt sich der Knochen durch die Haut auffällig dick oder rau an?
- ☐ Sind einzelne oder all Ihre Fingergelenke manchmal oder immer ohne Kraft, sodass das Greifen oder das Öffnen einer Flasche Ihnen schwerfällt?
- ☐ Knickt Ihr Knie bisweilen während des Gehens weg?
- ☐ Vermeiden Sie Sportarten, die Ihnen früher Freude machten, oder Tätigkeiten im Haushalt, die Ihnen früher leichtfielen, weil sie Ihrem Empfinden nach für Ihre Gelenke zu beschwerlich sind?
- ☐ Erwachen Sie nachts mit Rücken-, Knie-, Hüft-, Hand- oder Fußschmerzen?

Wenn Sie eine oder mehrere Fragen mit Ja beantwortet haben, könnten Sie unter Arthrose leiden, und Sie sollten bei Ihrem Hausarzt vorstellig werden. Mehr dazu, wie Sie den Arzttermin bereits vorbereiten können, erfahren Sie auf S. 32.

Von innen kommt es zum übermäßigen Knorpelverschleiß durch

- natürliche Alterungsprozesse,
- rheumatische Erkrankungen wie rheumatoide Arthritis (kurz RA), Morbus Bechterew oder Gicht,
- genetische Faktoren, die zum Großteil noch erforscht werden müssen,
- hormonelle Veränderungen,
- einen Lebensstil, der Entzündungen fördert, zum Beispiel mit einseitiger Ernährung, regelmäßigem Alkoholkonsum, wenig Bewegung,
- die lange oder häufige Einnahme bestimmter Medikamente, z. B. einer Gruppe von Antibiotika, den sogenannten Gyrasehemmern.

## Wie es zum Knorpelverlust kommt

Sie ahnen es: Bei vielen Menschen treten mehrere Risikofaktoren in Kombination auf, sowohl von außen als auch von innen. Die Folgen sind immer dieselben: Der Gelenkspalt verengt sich, die Synovia wird in anderer Zusammensetzung oder gar nicht mehr gebildet bzw. kann nicht mehr frei fließen. Gelegentlich wird die Gelenkschleimhaut so gereizt, dass sie sich entzündet: Hier spricht man vom Stadium der aktivierten Arthrose. Solche Entzündungsprozesse tragen dazu bei, dass der Knorpel seine Struktur verändert, seine Widerstandskraft verliert und mit der Zeit schwindet. Nach dem Knorpel nimmt auch der Knochen irgendwann Schaden. Doch Ihnen bleibt noch viel Zeit, einzugreifen und so diesen Verschleiß zumindest teilweise zu stoppen.

## Wie weit fortgeschritten ist die Arthrose?

Das Stadium der Arthrose zu bestimmen, ist die Aufgabe eines Arztes (oder sogar mehrerer Fachärzte, siehe S. 32). Ihr Hausarzt kann Sie so weit durchchecken, dass sich Ihr Verdacht erhärtet oder zerstreut. Mithilfe eines Blutbilds kann ermittelt werden, ob bestimmte Entzündungsmarker in Ihrem Blut erhöht sind. Das gibt Hinweise auf andere Erkrankungen mit ähnlichen Symptomen, zum Beispiel die rheumatoide Arthritis (RA). Je nachdem, was Ihr Hausarzt herausgefunden hat, wird er Sie entweder zum Orthopäden oder zu einem rheumatologischen Internisten schicken – einem Facharzt der Inneren Medizin, der sich auf rheumatische Erkrankungen spezialisiert hat.

## Eine Frage des Verschleißes

Nach der Diagnose einer Arthrose stellt sich die Frage nach dem Stadium. Hier wird zwischen dem Grad des Knorpelabbaus bzw. der Knochenschädigungen und dem der Beeinträchtigungen unterschieden. Beide können erheblich voneinander abweichen. Fest steht: Sie können noch so viele Röntgen-, MRT- oder CT-Bilder von Ihren Gelenken aufnehmen lassen (siehe S. 37), auf denen sich der Gelenkspalt eindeutig messen lässt und teilweise auch Schäden am Knochen

# Die vier Stadien des Verschleißes

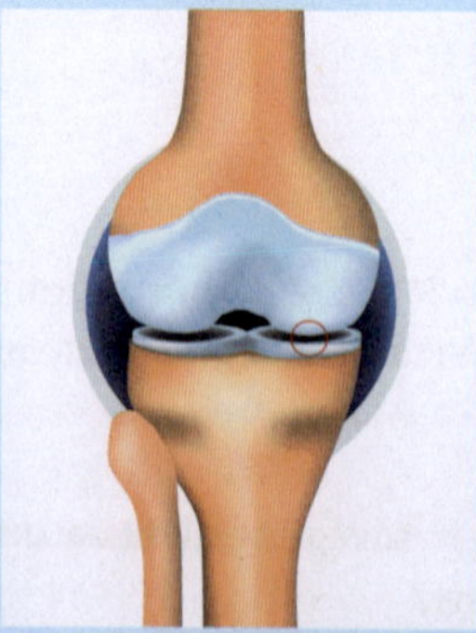

**Stadium 1:** Der Knochen sieht noch gesund aus, der Knorpel (hellblau) ist jedoch bereits brüchiger als üblich, in seiner Struktur verändert. Die Gelenkschleimhaut (dunkelblau) kann bereits gereizt sein. Hier lässt sich mit entzündungshemmender Lebensweise und behutsamer Bewegung noch viel tun, damit die Arthrose nicht voranschreitet.

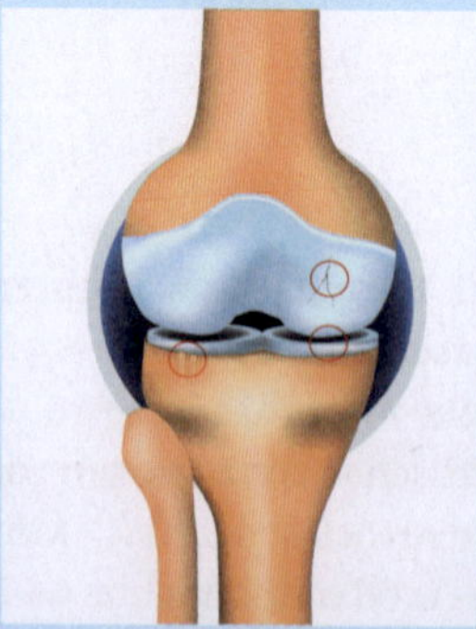

**Stadium 2:** Die Oberfläche des Knorpels ist uneben und fasert sich auf. Auch die Gelenkschleimhaut hat durch Entzündungen Schaden genommen. Symptome wie Anlauf- oder Belastungsschmerz beginnen. Kleine Knorpeldefekte können jetzt noch ausheilen und mit muskelaufbauendem, die Gelenke entlastendem Training wird das Voranschreiten der Erkrankung gebremst.

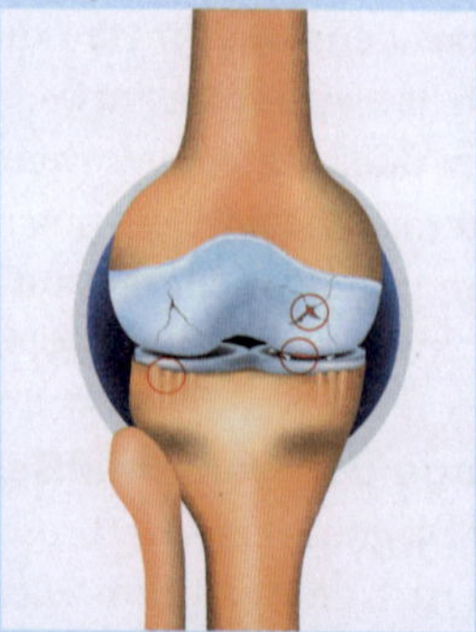

**Stadium 3:** Der Gelenkspalt ist enger geworden, der Knochen hat sich verbreitert, um Lasten anders zu verteilen. Die Synovia fließt jetzt nicht mehr frei und kann den Knorpel weder ernähren noch schützen. Er schwindet zunehmend.

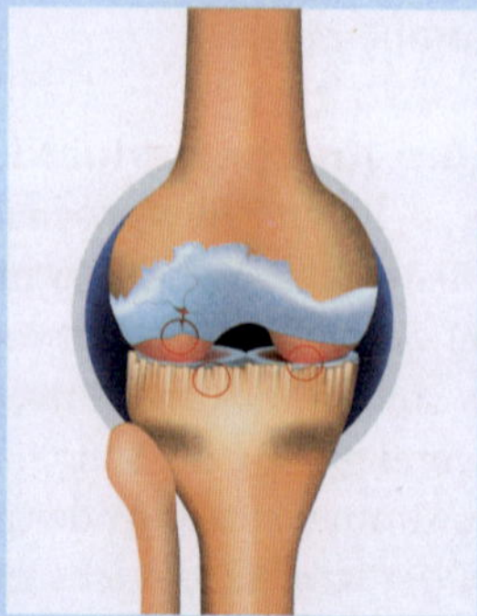

**Stadium 4:** Knochen reibt an Knochen, dieses gefürchtete Stadium nennen viele Knochenglatze. Im Knochen haben sich Verhärtungen (subchondrale Sklerosierungen) gebildet. Vom Gelenkspalt und Knorpel sind nur noch Reste vorhanden. Wenn beide ganz verschwunden sind, kann das Gelenk sich versteifen.

zeigen. Diese sagen jedoch nur wenig darüber aus, wie sehr die Arthrose Sie selbst belastet (siehe S. 54).

Studien zeigen immer wieder, dass manche Patienten, bei denen der Knorpel ganz abgetragen ist – also Knochen an Knochen reibt (das nennen viele auch Knochenglatze) –, nur leichte Schmerzen haben. Gleichzeitig finden sich Menschen mit lediglich geringen Knorpeldefekten, die dennoch jeder Schritt belastet und die keine Nacht mehr durchschlafen. Verwunderlich ist das nur auf den ersten Blick. Denn die Schmerzen entstehen nicht etwa im Knorpel selbst und auch nur selten im Knochen. Allerdings kann eine entzündete Gelenkinnenhaut heftig wehtun.

Aber nicht immer ist es der Knochen selbst bzw. die Gelenkinnenhaut, die schmerzen. In den meisten Fällen sind es die das Gelenk umgebenden Strukturen, namentlich Bänder, Sehnen, Faszien und Muskeln, die Schmerzsignale durch Ihren Körper senden.

Schuld daran sind unter anderem vorangegangene, nicht richtig ausgeheilte Verletzungen, die zu einseitiger Belastung führen, die gleichzeitig den Knorpelverschleiß fördert, oder auch Verspannungen infolge einer Schonhaltung. Das heißt aber auch: Wenn Ihre Muskulatur, Faszien, Bänder und Sehnen heilen dürfen bzw. aufgebaut werden, können sie Ihre Gelenke entlasten, und dann halten sich die Beschwerden oft in Grenzen. Selbst dann, wenn der Knorpel schon ein Stück weit abgetragen ist. Darum ist es so wichtig, den gesamten Bewegungsapparat zu stärken und regelmäßig auf gelenkschonende Weise aktiv zu sein. Denn Dehnung, Kräftigung und ein rundum aktives Leben können den Schmerz herunterregulieren. In Kapitel 4 ab S. 73 finden Sie viele Anregungen und Übungen, die Ihnen guttun werden.

### Die drei Stadien der Arthrosebeschwerden

Da die Bildgebung keine Aussagen zu Ihren tatsächlichen Beschwerden zulässt, sind viele Fachleute dazu übergegangen, die Arthrose-Stadien auch anders zu definieren als

- stumme Arthrose komplett oder fast ohne Symptome (Stadium 1),
- aktivierte Arthrose mit Entzündung im Gelenk (Stadium 2),
- dekompensierte Arthrose mit anhaltenden Schmerzen (Stadium 3).

### → Die aktivierte Arthrose

Ist der Knorpel schon sehr geschädigt, neigt die Gelenkinnenhaut dazu, sich zu entzünden. Ein Gelenkerguss entsteht. Das Gelenk schwillt an, häufig ist es auch überwärmt und gerötet. Jede Bewegung schmerzt und fällt schwer. Die aktivierte Arthrose tritt schubweise auf, die Symptome dauern meistens zwei bis vier Wochen an.

Die meisten Patienten erhalten ihre Diagnose, wenn sie mit aktivierter Arthrose oder Dauerschmerzen zum Arzt gehen, also in Stadium 2 oder 3. Zwar kommt es auch im ersten Stadium gelegentlich zu Beschwerden, diese sind jedoch recht unspezifisch. Ein steifes, dickes Knie, ein dumpfer Schmerz in der Hüfte, geschwollene Finger, ein verspannter Nacken: Kennen wir das nicht alle? Solche Symptome können auch durch eine ungünstige Liegeposition, falsches oder zu schweres Tragen oder einen Luftzug kommen. Ist nach wenigen Tagen wieder alles vorbei, verblasst die Erinnerung. Arthrosen in Beschwerde-Stadium 1 werden darum meistens zufällig diagnostiziert: wenn die Orthopädin nach einem Sturz zur Sicherheit ein Röntgenbild anfertigt, bei der Musterung für die Bundeswehr oder bei einer OP-Nachsorge mit Bildgebung.

Ihre Arthrose kann Monate, Jahre oder sogar Jahrzehnte in Stadium 1 verharren, wenn Sie gelenkschonend leben und keine Erkrankungen, Unfälle oder andere Faktoren zu einer weiteren Schädigung von Knorpel und Knochen führen.

Häufig geht die Arthrose jedoch irgendwann in Stadium 2 über. Dann leben Sie mit den folgenden wiederkehrenden oder anhaltenden Beschwerden:

- **Anlaufschmerz:** Wenn Sie von Bett, Sofa oder Arbeitsstuhl aufstehen, erinnern heftige Stiche, ein Pochen oder ein Reißen daran, dass etwas nicht stimmt. In Bewegung werden die Symptome allmählich erträglicher.
- **Belastungsschmerz:** Bestimmte Bewegungsabläufe, zum Beispiel Treppenlaufen oder schweres Heben, verursachen heftige Beschwerden.
- **Ruheschmerz:** In Stadium 2 und 3 hört der Schmerz überhaupt nicht mehr auf. Schonung allein hilft nicht, allenfalls Wärme oder Kälte, Wickel, Spritzen, Schmerzcremes oder -tabletten können lindern.

Für die ersten Jahre, manchmal sogar Jahrzehnte mit der Arthrose gilt: Außerhalb der Phasen der aktivierten Arthrose kommen die meisten Betroffenen gut zurecht. Es ist noch immer möglich, den Verlauf zu bremsen – mit Bewegung (siehe S. 73), Physiotherapie, Ernährung (siehe S. 111), oft auch Medikamenten (siehe S. 131) und einem insgesamt gelenkfreundlichen Lebensstil (siehe S. 19). Der Alltag macht Spaß, Beruf und Familienmanagement sind meistens gut möglich.

Viele Patienten erreichen aber mit der Zeit Arthrosestadium 3, den Zustand der Dauerschmerzen. Doch auch hier gibt es immer mehr Möglichkeiten, eine gute Lebensqualität zurückzugewinnen. Mit einer maßgeschneiderten Schmerz- und Bewegungstherapie (siehe S. 27) können Sie dem operativen Gelenkersatz (siehe S. 153) lange vorbeugen – vielleicht sogar für immer.

# Wo Arthrose sich häufig entwickelt

Vor allem Gelenke, die Tag für Tag belastet werden, sind für einen Verschleiß anfällig. Erfahren Sie mehr über Risiken, Symptome und Behandlungsweisen.

**Arthrose hat viele Gesichter** und kann schon junge Erwachsene treffen. Im höheren Alter ist sie jedoch wesentlich weiter verbreitet. Natürlich ist es auch möglich, dass ein Patient an mehreren Stellen Arthrose entwickelt. Im Folgenden sind verbreitete Arthrosearten beschrieben, geordnet nach der Häufigkeit ihres Auftretens in Deutschland.

- **Kniearthrose (Gonarthrose).** Studien zufolge hat fast jede sechste Person mit Anfang 50 Kniearthrose, mit Anfang 70 ist es mehr als jeder Dritte. Bei der Erstuntersuchung sollten beide Knie verglichen sowie Achsverhältnisse, Beinlängendifferenz und Funktion geprüft werden. Die Beobachtung des Gangs, die Inspektion der Haut und eine Tastuntersuchung helfen bei der Diagnose, auch eine Bildgebung empfiehlt sich.
- **Hüftarthrose (Coxarthrose).** Die Hüftarthrose, fachsprachlich Coxarthrose, liegt auf Platz 2 aller Arthrosearten, 15 bis 20 Prozent der 60-Jährigen leben damit. Die Risikofaktoren reichen von angeborenen Hüftfehlbildungen über dauerhaft schweres Tragen und sportliche Überbelastung bis hin zum Rauchen. Die Diagnostik erfolgt unter anderem durch eine Beweglichkeitsüberprüfung, das Beobachten des Gangs und bildgebende Diagnostik.
- **Arthrosen des Daumensattelgelenks und der Fingergelenke.** Arthrosen in den Fingern treffen meistens Frauen nach der Lebensmitte. Mit Arthrose im Daumensattelgelenk (Rhizarthrose), in Fingerendgelenken (Heberden-Arthrose) oder in Fingermittelgelenken (Bouchard-Arthrose) lassen Kraft und Beweglichkeit der Finger nach. Anstrengungen verursachen Schmerzen. Mit der Zeit bilden sich oft Knoten, und die Finger verformen sich. Manchmal ist nur ein Gelenk betroffen, viele bekommen jedoch in mehreren Gelenken die typischen Beschwerden – dann sprechen Ärzte von der Polyarthrose. Außer hormonellen und altersbedingten Faktoren scheint die Überbelastung im Alltag eine Rolle zu spielen.

- **Wirbelsäulenarthrose.** Wirbelsäulenarthrosen entstehen an den Facettengelenken zwischen den Wirbeln. Schuld daran sind oft einseitige Belastung und Alterungsprozesse. Besonders häufig betrifft der Verschleiß den Knorpel der Hals- und der Lendenwirbelsäule (HWS- oder LWS-Arthrose). Die Schmerzen können sich wie Verspannungen, aber auch ziehend und dumpf anfühlen. Sie strahlen häufig in die umliegenden Bereiche aus: bei HWS-Arthrose in den oberen Rücken, Nacken, Schultern und Unterarme, bei LWS-Arthrose bis in die Beine.
- **Iliosakralgelenksarthrose.** Zur Iliosakralgelenks-(ISG-)Arthrose kommt es häufiger, nachdem der untere Rücken lange überlastet wurde. Die beiden Iliosakralgelenke verbinden das Kreuzbein mit den Darmbeinen und somit die Wirbelsäule mit dem Becken. Sie haben schwer zu tragen in Beruf, Sport oder auch durch Übergewicht. Die Schmerzen strahlen oft in die Leiste, das Gesäß oder einen Oberschenkel aus, und in der Folge leidet die Beweglichkeit.
- **Arthrose der Schulter (Omarthrose).** Begünstigend wirken Alterungsprozesse, Überbelastung, vorausgegangene Verletzungen oder die Grunderkrankung rheumatoide Arthritis. Gezieltes Training kann den gesamten Schultergürtel stärken und die Schulter entlasten, gleichzeitig sollte das Überstrecken der Arme vermieden werden. Der wichtigste Therapieansatz sind physiotherapeutische Behandlungen.

### Seltenere Arthrosearten von Kopf bis Fuß

Die typischen Schmerzen und Bewegungseinschränkungen können prinzipiell alle Gelenke betreffen – diese sind die häufigsten unter den selteneren:

- **Kiefergelenksarthrose.** Durch Knirschen oder unpassende Füllungen bzw. Implantate, der Zahnarzt stellt die Diagnose.
- **Ellenbogenarthrose.** Als Alterserscheinung oder auch als Unfallfolge.
- **Handgelenksarthrose.** Häufig ist eine berufsbedingte Überlastung ursächlich.
- **Sprunggelenksarthrose.** Mögliche Folge von Leistungssport bzw. Sportunfällen.
- **Arthrose der Großzehe.** Hallux limitus, Hallux rigidus oder infolge eines Hallux valgus; Entstehung aufgrund von Fußfehlstellungen und ungünstigem Schuhwerk.

Bei der Kiefergelenksarthrose kann der Kieferorthopäde, bei allen anderen der Orthopäde weiterhelfen. Unabhängig von den betroffenen Gelenken unterstützen ausreichend Bewegung und eine ausgewogene Ernährung den Therapieerfolg.

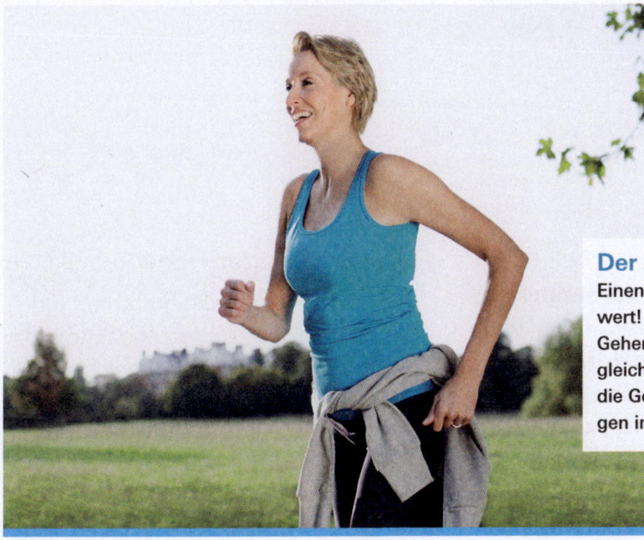

**Der Arthrose davonlaufen**
Einen Versuch ist es auf jeden Fall wert! Ob sanftes Joggen, zügiges Gehen oder Nordic Walking, die gleichmäßige Bewegung schützt die Gelenke und wirkt Entzündungen im Körper entgegen.

# Prävention bei den ersten Anzeichen

Bei Arthrose heißt es: Je früher Sie gegensteuern, desto mehr Erfolg ist möglich. Legen Sie am besten gleich los!

**Prävention – also Vorbeugung –** mag sich vielleicht für Sie, nachdem Sie die Diagnose Arthrose erhalten haben, etwas befremdlich anhören. Doch tatsächlich gibt es einige Gründe, sich weiterhin mit vorbeugenden Maßnahmen zu beschäftigen. Alle Präventionsmaßnahmen eignen sich auch dazu, die schon vorhandene Arthrose auszubremsen. Und selbst, wenn Ihr verlorener Knorpel dadurch nicht zu retten ist: Ihre anderen Gelenke werden es Ihnen danken! Für die Arthrose-Prävention gibt es drei ebenso einfache wie klare Gebote:

1. Bewegen Sie sich angemessen.
2. Ernähren Sie sich entzündungshemmend.
3. Suchen Sie sich Verbündete.

So einfach das klingt, so knifflig kann es sein, jedem dieser Gebote zu folgen. Jeder muss eigene Konzepte finden, die zum Alltag passen. Die folgenden Beispiele sollen Ihnen als Anregung dazu dienen, damit anzufangen. Wie Sie diese Bereiche dann vertiefen können, erfahren Sie in den Kapiteln zwei, vier und fünf.

### Bewegung, die guttut

Zur Bewegung als Anti-Arthrose-Mittel gilt: je regelmäßiger, desto besser – aber bitte ohne Wettbewerb, Druck und Stress. Wenn Sie bereits einen Sport ausüben, der die Gelenke eher belastet – Squash, Fußball oder Ski Alpin zum Beispiel –, müssen Sie diesem nicht gleich Adieu sagen. Aber Ihre Gelenke danken es Ihnen, wenn Sie sie künftig dabei unterstützen. Sprechen Sie mit Ihrer Orthopädin oder Physiotherapeutin darüber, die sich auskennt: Mal schützen Bandagen (siehe S. 148), mal besonders gutes Schuhwerk, auch ein Ganzkörper-Krafttraining (siehe S. 87) kann dauerhaft wertvoll sein. Wenn Sie mit dem Sport erstmals oder nach langer Pause wieder anfangen, dann eignen sich zum Gelenkschutz langsame, gleichmäßig belastende Sportarten, bei denen Sie das Tempo jederzeit anpassen können. Wandern, Nordic Walking, Fahrradfahren, Schwimmen, Gerätetraining, Yoga, Tanzen, Golf: Die Auswahl ist groß. Gut tut alles, was den Gelenkspalt dehnt und die Muskeln aufbaut. In Kapitel 4 ab S. 86 erfahren Sie, was Sie noch ausprobieren können.

### → Wer rastet, der rostet

Anders als früher angenommen, finden Ihre Knie es nicht angenehm, dauerhaft hochgebettet oder unterm Tisch ausgestreckt zu werden und nie in Bewegung zu sein. „Wer rastet, der rostet" – dieser Spruch könnte für Kniegelenke erfunden worden sein. Selbst das Treppenlaufen oder Bergsteigen nutzt bei noch halbwegs gesunden Kniegelenken mehr, als dass es schadet. Nehmen Sie also häufiger mal die Treppe anstatt den Aufzug, steigen Sie eine Busstation früher aus oder gehen Sie gleich zu Fuß. Wandern und klettern Sie in schöner Umgebung oder unternehmen Sie eine kleine Fahrradtour.

### Was Gelenke mögen

Dass Bewegung guttut, ist keine Binsenweisheit. Bewegung ist ein wichtiger, empirisch belegter Baustein für unser aller Gesundheit. Und so ist es eben auch bei Ihren Gelenken, die moderate Bewegung sehr schät-

**Training stoppen, wenn es wehtut!** Grundsätzlich sollten Sie mit jeder Übung aufhören, sobald Ihr Schmerz sich verstärkt bzw. neue Schmerzen hinzukommen. Es ist zudem immer ratsam, sich von einer Physiotherapeutin auf Sie zugeschnittene Dehn- und Kräftigungsübungen zeigen zu lassen und diese täglich zu Hause zu wiederholen.

# Anti-Arthrose-Yoga für Einsteiger

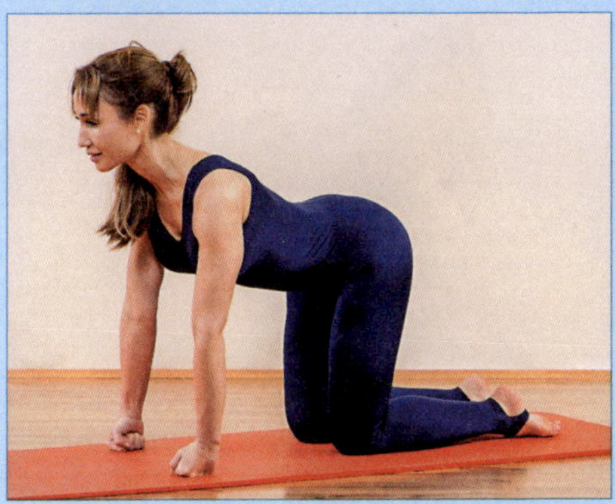

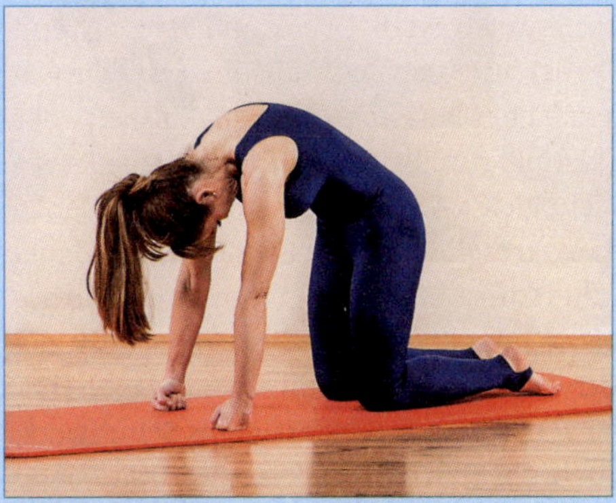

## Die Wirbelsäule mobilisieren

**1** **„Katze und Kuh"** heißt eine Yogaübung, die Wirbelsäule und Hüfte dehnt und die Durchblutung fördert. Die Kuh beginnt im Vierfüßlerstand, mit geradem Rücken und den Knien im 90-Grad-Winkel. Stützen Sie sich auf den Fäusten auf, um den Druck in den Handgelenken gut zu verteilen.

Den Rücken erst parallel zum Boden halten, den Blick nach unten richten. Kopf, Rücken und Po bilden dabei eine Linie.

Beim Einatmen ins Hohlkreuz gehen, das Brustbein nach vorne schieben, die Schulterblätter nach hinten ziehen und an die Decke blicken. Die Spannung kurz halten und dabei gleichmäßig atmen.

**2** **Im Katzenbuckel:** Ausatmend kurz wieder in den Vierfüßlerstand zurückkehren, dann fließend in die Yoga-Position „Katze" übergehen.

Dazu den Bauchnabel einziehen, die Wirbelsäule in Richtung Decke bewegen, das Becken wird beim Katzenbuckel aufgerichtet oder nach hinten gekippt.

Das Kinn behutsam auf die Brust absenken. Ebenfalls einige Sekunden durchatmen, dabei die Spannung halten. Fünfmal wiederholen – von Katze zu Kuh und wieder zurück.

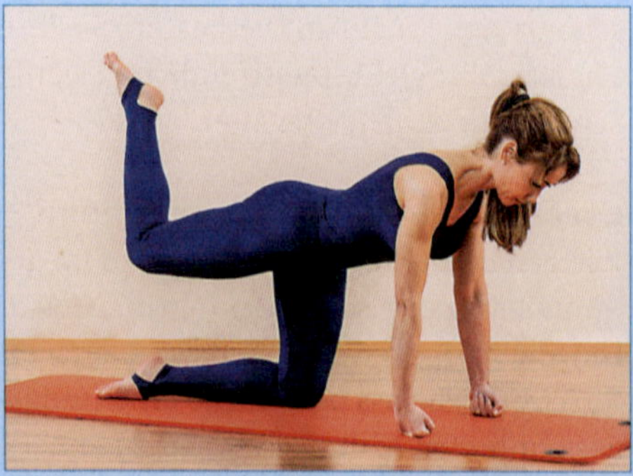

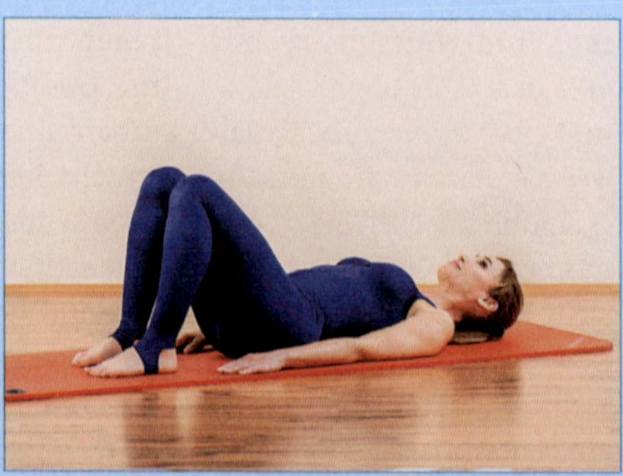

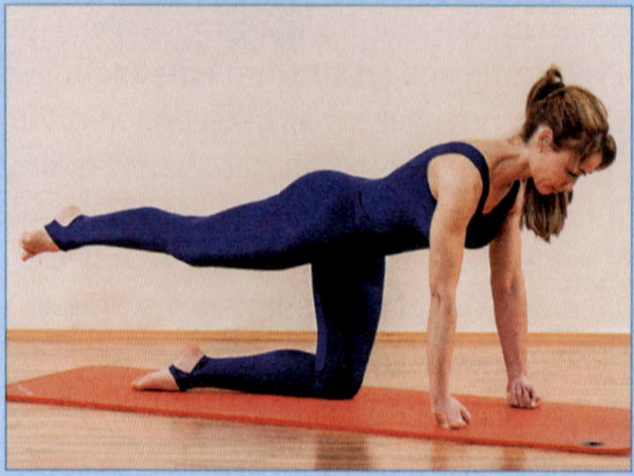

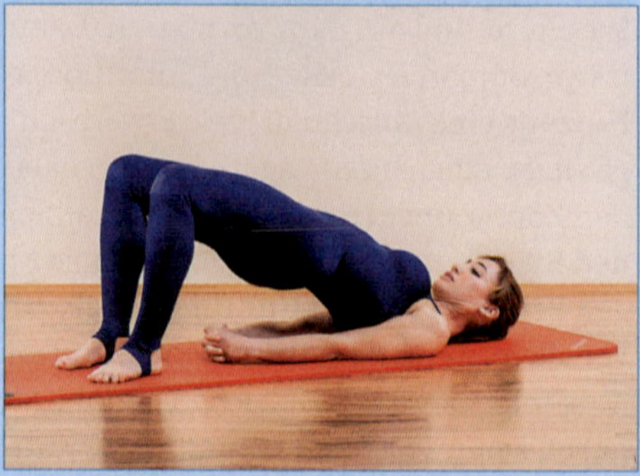

## Auf vier Beinen

**Das Bein heben:** Bei dieser Übung dürfen Sie gerne ans Gassigehen denken. Ausgangsposition ist wieder der Vierfüßlerstand.
Strecken Sie ein Bein gerade nach hinten und halten Sie es kurz in der Luft, bevor Sie es wieder absetzen. Dabei sollte das Hohlkreuz vermieden werden.
Eine Variante davon: Das Knie im 90-Grad-Winkel beugen, anschließend das Bein zur Seite hin abwinkeln – wie Waldi, der einen Baum markiert. Je dreimal wiederholen, Bein wechseln.

## Schulterbrücke

**Legen Sie sich auf den Rücken**, stellen Sie die Füße hüftbreit voneinander entfernt auf den Boden und legen Sie die Arme neben dem Körper ab.
Drücken Sie die Außenkanten der Fersen in den Boden und heben Sie Ihr Becken behutsam an. Den Bauch einziehen, den Rücken so gerade machen, dass Oberkörper und Knie eine Linie bilden.
Einige Male ein- und ausatmen, dann von der Brust ausgehend Wirbel für Wirbel ablegen.
Dreimal wiederholen.

zen. Ihre Hüftgelenke etwa freuen sich grundsätzlich über alles, was Ihre Gesäß- und Oberschenkelmuskulatur aufbaut und was sie dehnt statt zusammenstaucht. Recken und strecken Sie sich am besten schon morgens im Bett in alle Richtungen, achten Sie beim Sitzen auf entspannte Knie und kicken Sie gelegentlich in die Luft. Schütteln Sie Ihre Schultern durch, machen Sie sich am Schreibtisch zwischendurch lang.

Arthrosen der Halswirbelsäule und der Schultern sind auf dem Vormarsch. Daran tragen Büroarbeitsplätze und Smartphone-Nutzung eine Mitschuld. Viele Erwerbstätige sitzen den ganzen Tag und halten dabei den Kopf immer leicht geneigt, um auf einen Bildschirm zu starren. Solche einseitigen Belastungen sind Gift für die Gelenke, vor allem, wenn nach Feierabend kein Training folgt, das das ausgleichen könnte. Sie haben keine Zeit fürs Training? Dann integrieren Sie doch kleine, einfache Sporteinheiten in den Alltag, die Ihre Fitness behutsam steigern. Detaillierter beschriebene Übungen, die sich auch in späteren Arthrose-Stadien noch bewähren, finden Sie in Kapitel 4 dieses Buches.

Dass Bewegung Ihr Arthroserisiko senken kann, liegt übrigens nicht an der Entlastung der Gelenke allein. Ihr ganzer Stoffwechsel profitiert davon, denn ein aktiver Lebensstil beeinflusst den Blutzucker, den Blutdruck und die Entzündungsparameter im Blut günstig. In Kombination mit einer entzündungshemmenden, die Gelenke schonenden Ernährung verbessern Sie Ihre Chancen auf viel Lebensfreude und wenig Schmerzen bis ins hohe Alter.

### Essen Sie entzündungshemmend

Wie genau Entzündungsreaktionen im gesamten Körper, also nicht nur in den Gelenken, die Arthrose verstärken, wird noch erforscht. Doch dass bestimmte Ernährungsgewohnheiten Arthroseschmerzen lindern oder auch verstärken können, gilt inzwischen als gesichert. Jeder kann also bei der Ernährung einiges tun, um Entzündungen im Körper entgegenzuwirken und somit indirekt die Gelenke zu schonen. Entzündungshemmend wirken grundsätzlich:

- pflanzliche Lebensmittel: z. B. Obst, Gemüse, Getreide, Hülsenfrüchte, Nüsse, Samen, Kräuter, Sprossen
- wenig verarbeitete Lebensmittel, z. B. Rohkost, Vollkornmüsli
- Öle mit Omega-3-Fettsäuren (z. B. Leinöl oder Walnussöl)
- grüner Tee, Kakao
- fetter Seefisch wie Makrele, Hering, Sardelle und Lachs

Entzündungsfördernd sind nach heutigem Stand der Forschung Fleisch – vor allem Schweinefleisch –, Milchprodukte, Zucker, Alkohol und Zigaretten. Weil jeder Mensch anders is(s)t, weil der Umstieg auf eine hauptsächlich pflanzenbasierte Ernährung den meisten nicht leichtfällt und weil eine streng vegane Ernährungsweise andere Risi-

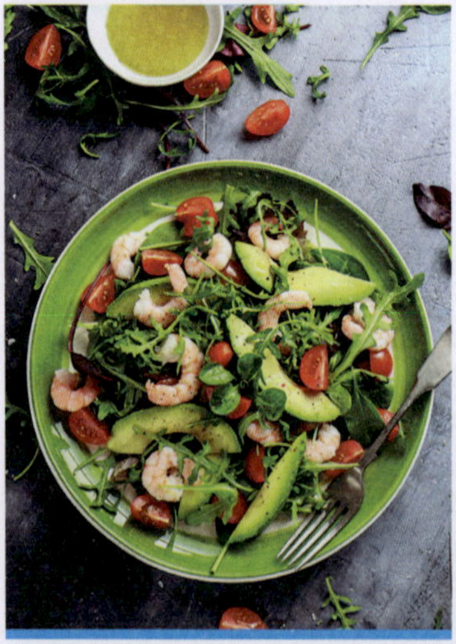

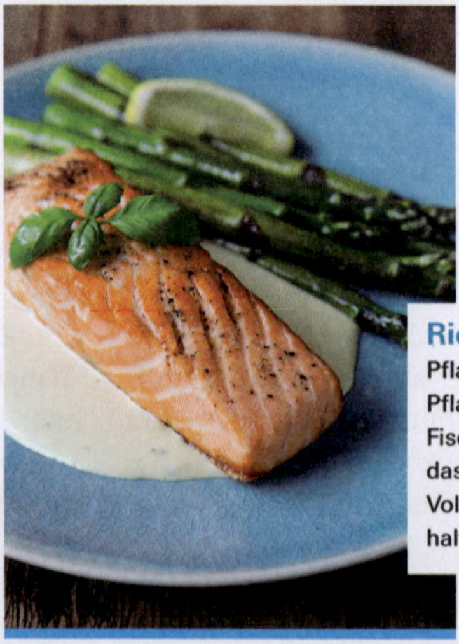

**Richtig essen**
Pflanzliche Kost, gute Pflanzenöle, häufiger Fisch statt Fleisch – das kann so einige Volkskrankheiten aufhalten, auch Arthrose.

ken für die Gesundheit mit sich bringt, finden Sie in diesem Buch detailliertere Informationen zu einer Anti-Arthrose-Diät in Kapitel fünf.

### → Ohne Alkohol und Nikotin

Rauchen und Alkoholkonsum heizen Entzündungen an. Studien zeigen außerdem, dass bei Rauchern OP-Wunden, Verletzungen der Bänder und der Knochen langsamer heilen als bei Nichtrauchern. So kommt es nach Unfällen zur länger anhaltenden Schonhaltung, was die Entstehung von Arthrose fördern kann. Für einen entzündungshemmenden Lebensstil sollten Sie also auf Zigaretten und alkoholhaltige Getränke weitestgehend verzichten.

### Die Stellschraube: Körpergewicht

Arthrose ist bei Menschen mit Übergewicht deutlich verbreiteter als unter Normalgewichtigen. Dass Sprunggelenk, Knie- und auch Hüftgelenke buchstäblich schwerer tragen, wenn ein Mensch viel auf die Waage bringt, erklärt sich von selbst. Doch auch Entzündungsreaktionen, die vom Fettgewebe selbst ausgelöst werden, haben einen Einfluss auf den Verschleiß. Da trifft es sich gut, dass viele entzündungshemmende Lebensmittel auch ausgesprochen kalorienarm sind.

### Gemeinsam geht es besser

Mehr Sport und gesünderes Essen bilden das Fundament eines gesunden Lebensstils, aber Hand aufs Herz: Leicht fällt eine Änderung dieser Gewohnheiten den meisten von uns nicht. Unser westlicher Lebensstil fördert das Sitzen, viele Leibgerichte enthalten Berge von Fleisch und jede Menge Fett. Sich von solchen Dingen zu verabschieden ist kein Zuckerschlecken. Darum sollten Sie das auch nicht allein tragen müssen, sondern frühzeitig die wichtigsten Menschen in Ihrem Leben ins Boot holen. Verbündete in Ihrem Kampf gegen den Verschleiß sind je nach Lebenssituation:

- Ihr Lebenspartner
- Ihre Eltern, Geschwister bzw. Kinder

- Ihr Freundeskreis
- Ihr Team am Arbeitsplatz
- ...

Sprechen Sie mit ihnen, motivieren Sie sie dazu, gemeinsam mit Ihnen in Bewegung zu kommen und zu bleiben und Sie auf Ihrem Weg zu unterstützen. Sollten Sie Ihre Ernährung umstellen, abnehmen oder sich das Rauchen abgewöhnen wollen, ist es einfach hilfreich, wenn mindestens ein Mensch aus Ihrem nächsten Umfeld mitmacht.

### → Selbsthilfegruppe gesucht?

Vielleicht finden Sie zudem in einer Selbsthilfegruppe in Ihrer Nähe Gleichgesinnte. Die Deutsche Rheuma-Liga e. V. und die Deutsche Arthrose Stiftung bieten Gruppen in ganz Deutschland an. Alternativ können Sie auch selbst solch eine Gruppe gründen oder einen Themenstammtisch in Ihrer Lieblingsgaststätte organisieren.

Mit geliebten Menschen an Ihrer Seite, die zu Ihnen halten und manches mit Ihnen gemeinsam durchstehen, läuft es einfach leichter. Wenn die Beschwerden dennoch wiederkommen oder schlimmer werden, sind es hoffentlich Ihre Freunde und Angehörigen, die Ihnen den Rücken freihalten. Für Ihre Geschwister und Kinder ist es zudem vorteilhaft, das eigene (erhöhte) Arthroserisiko zu kennen und frühzeitig die Weichen für die eigene Prävention zu stellen. Außerdem machen Sport, gesundes Kochen und Genießen in netter Gemeinschaft einfach viel mehr Freude – und Sie halten eher durch.

Sie sehen also: Sie müssen das nicht allein durchstehen! Und es besteht kein Anlass, Trübsal zu blasen. In den folgenden Kapiteln bekommen Sie einen Überblick über bewährte Therapien, um den Verschleiß aufzuhalten, vor allem aber, um Ihre Schmerzen loszuwerden. Wenn Sie Arthrose-Kenner werden und Ihr persönliches Endlich-schmerzfrei-Programm starten, kann es Ihnen bald besser gehen.

**Kontaktadressen, die Sie weiterbringen.** Patienteninformationen zu den verschiedenen Arten der Arthrose sowie aktive Selbsthilfegruppen finden Sie über die Deutsche Arthrose Stiftung, www.deutsche-arthrose-stiftung.de, sowie die Deutsche Rheuma-Liga e. V., www.rheuma-liga.de, Infotelefon: 0800/6002525.

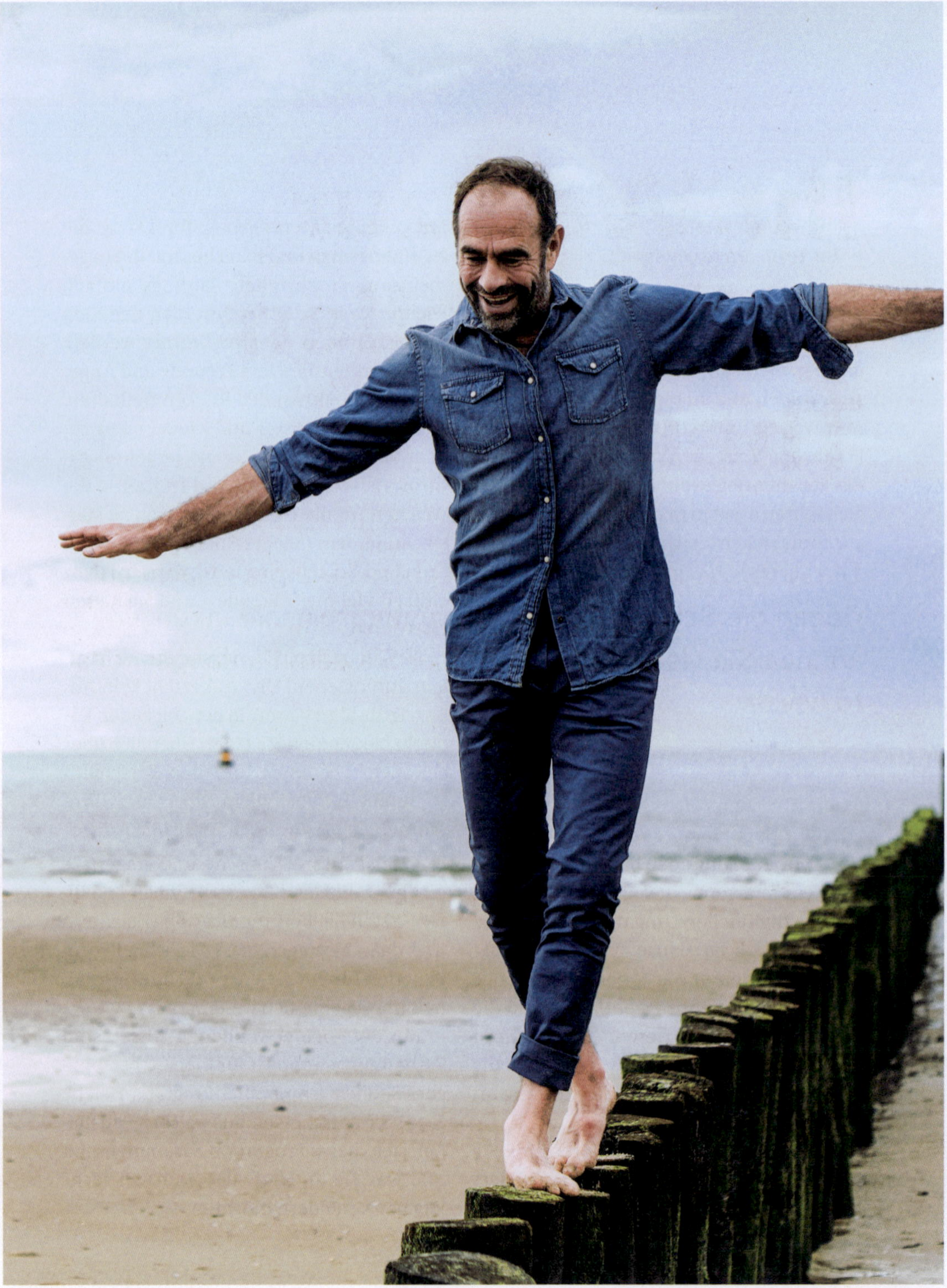

# Ihr Weg zur individuellen Therapie

Die Arthrose ist nun Teil Ihres Lebens. Die gute Nachricht: Gegen die Schmerzen und Bewegungseinschränkungen können Sie viel tun. Und je früher Sie damit anfangen, desto besser.

**Mit der Diagnose** haben Sie sich nun vertraut gemacht. Jetzt geht es darum, Ihren individuellen Umgang damit zu finden. Denn ob zu Hause, am Arbeitsplatz oder in der Freizeit, Sie können eine Menge tun, um Ihre Gelenke zu entlasten und die Beschwerden zu reduzieren. Gleichzeitig ist es wichtig, dass Sie so früh wie möglich die Ärzte ausfindig machen, die Sie fortan aufsuchen können (siehe S. 28).

Macht der Gedanke an Arzttermine Sie nervös? Dann bereiten Sie sich besonders gründlich auf jeden Termin vor und notieren Sie sich Ihre Wünsche und Fragen. Es gibt ganz einfache Tricks, die Ihnen und Ihren Ärzten die Kommunikation erleichtern und dazu beitragen, dass Sie schnell zum Experten für Ihre Gelenke und Ihre Gesundheit im Allgemeinen werden.

Mit dem neu gewonnenen Wissen sind Sie bestens gewappnet für Ihr ganz persönliches Endlich-schmerzfrei-Programm (siehe S. 40). Sie entscheiden, aus welchen Bausteinen sich dieses Programm zusammensetzt und was Sie im Laufe der nächsten sechs Wochen verändern möchten.

# Mit dem Arzt auf Augenhöhe

Ärzte und Physiotherapeuten suchen nach den für Sie geeigneten Maßnahmen, um Ihre Schmerzen zu lindern. Sie können dazu beitragen, dass der richtige Weg schnell gefunden wird.

**Nach der Lektüre des ersten Kapitels** kennen Sie schon einige der Fachbegriffe, die Ihr Arzt vermutlich verwenden wird. Sich ein wenig in die Fachsprache einzulesen ist sinnvoll, denn je seltener Sie in der Praxis um Erklärungen bitten müssen, desto mehr Zeit bleibt für Ihre Fragen und Wünsche.

### Wo Sie weitere Informationen finden

Im Internet finden Sie seriöse Arthrose-Informationen bei gemeinnützigen Organisationen wie der Deutschen Arthrose-Hilfe e. V. oder der Deutschen Rheuma-Liga e. V. (Adressen und Kontakte siehe Service S. 170). Beide Institutionen versenden auch Broschüren. Die Rheuma-Liga bietet Hintergrundinfos und Foren zu vielen der rund 400 rheumatischen Erkrankungen, zu denen auch die Arthrose gezählt wird.

Wenn Verdacht auf eine Arthrose der Hüfte (Coxarthrose) oder des Knies (Gonarthrose) besteht – oder diese Diagnose bereits gesichert ist – und Sie keine Fachwörter scheuen, bieten Ihnen die Leitlinien der Arbeitsgemeinschaft der Wissenschaftlichen Medizinischen Fachgesellschaften (AWMF) wertvolle Informationen. Für diese Leitlinien recherchieren Experten aus verschiedenen Fachgesellschaften über lange Zeit, tauschen Erfahrungen aus und stimmen sich ab. Dort können Sie nachlesen, welche Behandlungsansätze sich in wissenschaftlichen Studien bewährt haben und welche nicht. Auch Untersuchungsmethoden sowie Angebote für Selbstzahler (z.B. Homöopathie, Nahrungsergänzungsmittel) werden hinterfragt. Die Qualität solcher Leitlinien, vor allem jener mit dem Zusatz S3 oder S2k, ist sehr hoch, sodass sich die Behandlung in vielen Arztpraxen und Kliniken an ihnen orientiert. Aktuelle Leitlinien zu vielerlei Erkrankungen sind unter www.awmf.org kostenlos abrufbar.

### → Kritischer Umgang mit Patientenforen

Das frei verfügbare Wissen in Patientenforen im Internet ist verlockend, birgt allerdings Risiken: Oft finden sich überproportional viele Geschichten mit schlechtem Ausgang. Wer schlechte Erfahrungen gemacht hat, neigt dazu, seinem – verständlichen –

Frust Luft zu machen. Patienten, denen es besser geht, verhalten sich in der Regel leise. Denn je schneller die Beschwerden nachlassen, desto eher stehen sie wieder aktiv im Leben und lassen die Beschwerden hinter sich. Hinterfragen Sie solche Inhalte immer kritisch und besprechen Sie diese Informationen auch mit Ihren behandelnden Ärzten.

### Den richtigen Facharzt finden

Ihre erste Anlaufstelle für Beschwerden an jedem Gelenk – außer dem Kiefergelenk – ist Ihre Hausarztpraxis. Von dort aus werden weitere Facharzttermine koordiniert. Schmerzen, Schwellungen und Bewegungseinschränkungen des Kiefergelenks werden in erster Instanz zahnärztlich diagnostiziert.

Beim Hausarzt sollten Sie Ihre Beschwerden so detailliert wie möglich beschreiben. Er wird sich das Gelenk anschauen, es abtasten und Sie nach Ihrem allgemeinen Befinden fragen. Wenn er annimmt, dass eine andere Erkrankung – wie zum Beispiel die rheumatoide Arthritis – Ihre Beschwerden verursacht haben könnte, wird Ihr Arzt eine Laboruntersuchung Ihres Blutes veranlassen und nach bestimmten Markern suchen. Bei Arthrose fallen diese Tests negativ aus.

### Mit Überweisung oder direkt?

Bei Gelenkbeschwerden wird Ihre Hausärztin Ihnen in der Regel den Rat geben, eine Orthopädiepraxis aufzusuchen – oder Sie direkt dorthin überweisen. Wenn Ihre Hausärztin hinter Ihren Symptomen eher eine entzündlich-rheumatische Erkrankung vermutet, bekommen Sie (alternativ oder zusätzlich) die Empfehlung, eine rheumatologische Schwerpunktpraxis aufzusuchen. Dieser Verdacht kommt auf, wenn im Blut erhöhte Entzündungswerte gemessen werden (allen voran das C-reaktive Protein bzw. eine erhöhte Blutkörperchensenkungsgeschwindigkeit) sowie wenn bestimmte Antikörper, wie die sogenannten Rheumafaktoren, zu finden sind. Aber auch, wenn die Ärztin aufgrund Ihrer Schilderungen davon ausgeht, es könnte sich um mehr als nur Verschleißerscheinungen handeln, denkt sie womöglich an rheumatoide Arthritis, die ankylosierende Spondylitis oder etwas anderes. Fragen Sie nach, von welcher Erkrankung Ihre Ärztin genau ausgeht.

Viele wählen den direkten Weg zum Orthopäden und rufen die nächstgelegene Praxis direkt an. Es gibt jedoch auch gute Gründe, sich überweisen zu lassen: Für gesetzlich Versicherte kommt die hausarztzentrierte Versorgung (im Volksmund: das Hausarztmodell) infrage. Wer daran teilnimmt, muss fast immer vom Hausarzt zu anderen (Fach-)Ärzten überwiesen werden. Dies gilt auch für Privatversicherte, die einen Primärarzttarif bei ihrer Krankenkasse nutzen. Diese Tarife bieten Versicherten besonders günstige Konditionen. Unabhängig vom Versicherungstarif kann sich jeder ge-

**Es gibt zweierlei Rheumatologen,** die rheumatologischen Internisten und die rheumatologischen Orthopäden. Beide sind umfassend weiterqualifizierte Fachärzte. Früher war die rheumatologische Internistin auf rheumatologisch-entzündliche Erkrankungen spezialisiert, der rheumatologische Orthopäde unter anderem auf Orthesen und Operationen. Heute kennen die meisten Rheumatologen sich mit allen rheumatischen Krankheitsbildern und Therapien gut aus.

setzlich Versicherte mit einem Überweisungsschein über die Terminservicestelle (TSS) der Kassenärztlichen Vereinigung einen Facharzttermin sichern (siehe unten).

### Nicht zu lange warten!

In Deutschland herrscht Fachärztemangel – vor allem in ländlichen Regionen. Rheumatologen sind zudem besonders rar. Damit Patienten nicht mehr monatelang auf einen Termin warten müssen, hat die Kassenärztliche Vereinigung die regionalen Terminservicestellen (TSS) eingerichtet. Gesetzlich Versicherte können sich jederzeit unter der zentralen Rufnummer 116117 einen Orthopädie- oder Rheumatologietermin vermitteln lassen.

Geht es Ihnen sehr schlecht, kann Ihr Hausarzt auf der Überweisung eine besondere Dringlichkeit vermerken. Aber auch ohne diesen Vermerk warten Sie auf Ihren Termin lediglich bis zu vier Wochen. Bei diesem Service dürfen Sie die Facharztpraxis allerdings nicht selbst aussuchen. Für Ihren Termin müssen Sie eine Fahrtstrecke von bis zu 90 Kilometern in Kauf nehmen. Die Vermittlung selbst kann (für alle Nicht-Notfälle) bis zu einer Woche dauern.

### Empfehlungen sind Gold wert

Sie können Ihren Hausarzt natürlich jederzeit um eine Facharztempfehlung bitten. Fragen Sie am besten auch, warum Ihr Arzt der Meinung ist, dass ein bestimmter Rheumatologe oder genau diese Orthopädin sich für Ihre Erkrankung und Sie als Menschen besonders gut eignet. Sollte Ihr Hausarzt der Meinung sein, Sie brauchen keinen Facharzt, Ihre Meinung weicht davon jedoch ab, haben Sie natürlich die Möglichkeit, sich direkt bei einer Facharztpraxis anzumelden. Für Empfehlungen sind dann eventuell Selbsthilfeorganisationen (siehe S. 170) die richtige Anlaufstelle.

### Doch keine Arthrose? Mögliche Differenzialdiagnosen

Manchmal steckt hinter dem dicken, heißen Gelenk etwas anderes als Arthrose. Der Verdacht auf eine bakterielle oder septische Arthritis liegt nahe, wenn Sie kurz zuvor eine Injektion, Operation oder tiefgehende Verletzung im Bereich eines Gelenks hatten, von einer Zecke gebissen wurden oder auf sonstigem Wege eine Infektion entstanden sein könnte. Eine bakterielle Arthritis macht sich sehr plötzlich bemerkbar, mit Fieber und allgemeinem Krankheitsgefühl. Oft kommt es zudem zu einem eitrigen Gelenkerguss. Meist ist nur ein Gelenk betroffen. Wenn Ihr Arzt die darauf hinweisende Schwellung bemerkt, kann er Ihr Gelenk punktieren und an der Gelenkflüssigkeit erkennen, ob sein Verdacht sich bestätigt. Ist das der Fall, sollte er Sie schnell in eine Klinik überweisen.

Bei entzündlich-rheumatischen Erkrankungen, die sich anfangs manchmal ähnlich äußern wie Arthrose, ist zwar kein sofortiges, aber ein baldiges Handeln wichtig. Bei der häufigsten dieser Krankheiten, der rheumatoiden Arthritis (kurz: RA), sollten nicht mehr als drei Monate zwischen Symptombeginn und Behandlungsbeginn verstreichen. Darum empfiehlt es sich, dass Sie mit entsprechenden Beschwerden bald eine rheumatologische Praxis aufsuchen. Die Rheumatologie ist auch eine wichtige Anlaufstelle bei Verdacht auf eine andere rheumatische Erkrankung.

Verbreitete rheumatische Erkrankungen und ihre Symptome sind:

- **Rheumatoide Arthritis (kurz RA):** Schmerzen in mehreren Gelenken, in Schüben auftretende Morgensteifigkeit, Appetitlosigkeit, Erschöpfung, Fieber. Sie ist die häufigste entzündlich-rheumatische Erkrankung: Mehr als eine halbe Million Menschen jeden Alters sind in Deutschland davon betroffen. Wird die RA früh intensiv behandelt, können viele Folgeschäden verhindert werden.
- **Ankylosierende Spondylitis (Morbus Bechterew):** Rückenschmerzen im Bereich der Lendenwirbelsäule, nächtliche heftige Schmerzen und Morgensteifigkeit; dazu können Gewichtsverlust und Müdigkeit kommen. Eine früh einsetzende Behandlung mit einer neuen Generation von Medikamenten sowie Bewegung und oft auch Wärme verbessern die Prognose erheblich.
- **Fibromyalgie (multilokuläres Schmerzsyndrom):** Gleichzeitig auftretende Schmerzen an vielen Körperstellen; kann mit Morgensteifigkeit und Schmerzen in Gelenknähe einhergehen, sodass sie nicht immer sofort eindeutig von einer Arthrose abzugrenzen ist. Frauen erkranken deutlich häufiger als Männer.
- **Gicht (Urikopathie):** Anfallartige, starke Schmerzen (besonders in der Nacht), Beginn häufig im Großzehengrundgelenk. Es handelt sich um eine Stoffwechselerkrankung, bei der sich übermäßig viel Harnsäure im Blut ansammelt. Gicht verläuft ebenfalls chronisch, eine Ernährungsumstellung kann jedoch nahezu Symptomfreiheit bringen.

# Facharzttermine vorbereiten

In der Wartezeit bis zum Termin beim Orthopäden oder der Rheumatologin können Sie viel vorbereiten, sodass die Untersuchung dann zügig und reibungslos abläuft.

**Natürlich bemüht sich jeder Arzt,** Sie so aufmerksam wie möglich zu untersuchen. Doch wenn Sie der Orthopädin oder dem Rheumatologen beim ersten Termin gut vorbereitet entgegentreten, spart das Zeit und erleichtert dem Arzt die Diagnose und die Wahl der Therapien.

Es empfiehlt sich, gleich damit zu beginnen, ein Schmerztagebuch zu führen. Das kann ein gebundenes Büchlein, ein Heft, eine Kladde oder auch ein Dokument auf Ihrem Computer, Tablet oder Smartphone sein, in das Sie täglich Ihr Befinden notieren. Zur besseren Übersicht sollten Sie jedem Tag eine neue Seite widmen (siehe Checkliste rechts). Im Buchhandel können Sie zudem vorgefertigte Schmerztagebücher erwerben, oder Sie laden sich eine Schmerztagebuch-App kostenlos aus dem Internet herunter.

### → Stetige Dokumentation

Ihren Arzt interessieren vor allem die Informationen der letzten vier Wochen. Führen Sie Ihr Tagebuch am besten dauerhaft. Es kann sich als sehr wertvoll erweisen, wenn Sie über einen längeren Zeitraum Schmerztagebuch führen und Muster erkennen, zum Beispiel, unter welchen Bedingungen am ehesten Schübe der aktivierten Arthrose auftreten oder zu welcher Jahreszeit es Ihnen tendenziell am besten geht.

### Die fachärztliche Anamnese

Wie schon bei Ihrem Hausarzt, so steht auch beim Facharzt eine Anamnese an. Hier werden alle Erkrankungen, Unfälle und Operationen in Ihrer Vorgeschichte, bei Frauen

**Schmerztagebücher zum kostenlosen Herunterladen** finden Sie zum Beispiel unter www.schmerzliga.de, www.betacare.de, www.rheuma-online.de oder in Form Handy-Apps, wie z. B. Pain Tracer, www.trace-pain.de

Checkliste

## So könnte Ihr Schmerztagebuch aussehen

Jeder Tag bekommt eine Seite. Zeichnen Sie am besten ein Strichmännchen, bei dem Sie dort Kringel setzen, wo der Schmerz Sie quält. Beantworten Sie täglich folgende Fragen stichwortartig.

- ☐ Wo tut es weh? (Gelenke/Körperregionen)
- ☐ Wie stark tut es weh? (auf einer Skala von 0 = gar nicht bis 10 = unerträglich)
- ☐ Wann tut es weh? (morgens – mittags – abends – nachts)
- ☐ Welche Medikamente nehmen Sie? (mit Uhrzeit, Dosierung)
- ☐ Wie ist Ihr Allgemeinbefinden? (morgens – mittags – abends)
- ☐ Weitere Symptome (körperlich und psychisch, z. B. Kopfschmerz, Appetitlosigkeit, Schwindel, Müdigkeit)
- ☐ Schlafdauer und Schlafqualität
- ☐ Beeinträchtigungen im Alltag (z. B. „musste Wanderung abbrechen", „konnte vor Schmerz lange nicht einschlafen")

auch Schwangerschaften, eine Rolle spielen. Auch ob und wie viel Sie rauchen bzw. Alkohol trinken und wie Sie sich ernähren, kann ein Thema sein. Während Sie Ihren ersten Facharzttermin vorbereiten, sollten Sie sich zusätzlich überlegen: Hatten Verwandte ebenfalls Gelenkprobleme und wo genau? Wenn Sie das nicht wissen, fragen Sie doch einmal im Familienkreis nach. Erkundigen Sie sich auch, welche anderen schweren Erkrankungen in Ihrer Familie vorkommen. Auch diese Informationen tragen dazu bei, ein genaues Bild Ihrer genetischen Disposition zu erhalten. Vor allem Krebs- und Herz-Kreislauf-Erkrankungen sowie Diabetes mellitus sind hierbei von Interesse. An Diabetes mellitus Erkrankte haben ein erhöhtes Risiko für Hüftarthrose, und bei vielen Schmerzmitteln, die gegen Arthroseschmerz helfen, kann auf Dauer das Herz geschädigt werden. Sammeln Sie alle Informationen, die Sie haben, in Form einer Liste, die Sie zum Facharzttermin mitnehmen können. Denken Sie auch daran, was den Facharzt sonst noch interessieren könnte: inwiefern Ihr Beruf Ihre Gelenke belastet,

Checkliste

## Gewappnet für den Ersttermin

Denken Sie an alle Unterlagen. Nehmen Sie vielleicht eine Begleitung mit, wenn Sie sich so sicherer fühlen. Folgende Dinge erleichtern Untersuchung und Kommunikation:

- ☐ Kleidung mit wenigen Knöpfen und weitem Schnitt, die Sie schnell und unkompliziert ausziehen können
- ☐ Ihre Krankenkassenkarte
- ☐ Alle Vorbefunde, die Ihnen vorliegen: neuere Arztberichte, Bilder aus CT oder MRT, Röntgenbilder, Medikamenten- und Allergiepass
- ☐ Liste mit Vorerkrankungen, Unfällen und Operationen
- ☐ Ihr Schmerztagebuch
- ☐ Ihr „Spickzettel" mit Ihren wichtigsten Fragen, Hoffnungen und Wünschen in Bezug auf die Behandlung
- ☐ Papier und Stift für Notizen während der Sprechstunde

wie viel Sie sich bewegen, wie gestresst oder entspannt Sie gerade sind ... All das kann zur Sprache kommen.

### Spickzettel erlaubt

Zu guter Letzt ist es sinnvoll, Ihre ganz persönlichen Probleme, Fragen, Hoffnungen und Wünsche in Bezug auf Ihre Arthrosetherapie schriftlich festzuhalten. Mit Notizen im Gepäck haben Sie die Gewissheit, nichts Wichtiges zu vergessen, selbst wenn Ihr Arzt gehetzt wirkt oder Sie bei Arztgesprächen leicht nervös werden.

### → Apropos Nervosität

Es kann hilfreich sein, einen Block bzw. ein Blatt Papier und einen Stift mitzunehmen, damit Sie im Arztgespräch die wichtigsten Informationen niederschreiben können. So können Sie hinterher in Ruhe noch mal nachlesen.

Suchen Sie zuletzt den genauen Weg in die Arztpraxis heraus und wo Sie aussteigen müssen bzw. wo Sie parken können. Reisen Sie bitte pünktlich an. Zudem sollten Sie sich etwas zu trinken, eventuell etwas zu knabbern und Lesestoff mitnehmen, weil es in Facharztpraxen häufig zu längeren Wartezeiten kommt. Denn wenn Sie Ihrem Facharzt satt und den Umständen entsprechend gut gelaunt gegenübertreten, erleichtert das die Kommunikation erheblich.

# Was passiert beim Facharzt?

Der Termin bei einem Facharzt ist ein positives Ereignis – er kann dazu beitragen, dass es Ihnen bald viel besser geht.

→ **Wenn Sie sich in Arztpraxen** so wohlfühlen wie in Ihrer Lieblingsgaststätte, können Sie diesen Abschnitt überspringen. Bei einigen Menschen steigt jedoch schon der Blutdruck, sobald sie nur den typischen Praxisgeruch aus Putz- und Desinfektionsmittel in die Nase bekommen. Fremde Menschen, fremde Räume, die Sorge, dass doch eine schlimme Diagnose gestellt wird: Nicht jeder steckt das locker weg.

Haben Sie in der Vergangenheit schlechte Erfahrungen gemacht, ist die Anspannung womöglich groß. Doch jeder Arztbesuch ist eine neue Chance, auf Verständnis und Hilfe zu stoßen. Wenn Sie schon jahrelang keinen Facharzttermin mehr hatten, werden Sie sich vermutlich wundern: Die Atmosphäre ist in vielen Praxen heute entspannt und gemütlich, das ärztliche Selbstverständnis ist ein anderes geworden.

### Wie die Untersuchung beim Orthopäden abläuft

Schildern Sie dem Arzt, was genau Ihre Beschwerden sind und was Sie am meisten belastet. Ihr Orthopäde wird sich die betroffenen Gelenke anschauen, abtasten und wissen wollen, wie häufig diese angeschwollen sind. Hier sollten Sie aufzählen können, wann die Gelenke besonders weh tun – morgens, abends, in Ruhe, nach einer Belastung – und ob Sie manchmal weitere Symptome verspüren, z. B. ein Schwächegefühl oder Zittern. Ihr Schmerztagebuch dient Ihnen dabei als Gedächtnisstütze.

### Auf dem „Laufsteg"

Wenn Sie auf Arthrose im Rückenbereich oder der Hüfte, im Knie, Sprunggelenk oder einer Großzehe hin untersucht werden, erfolgt häufig eine Gangbeobachtung, bei der Sie ein paar Mal vor Ihrem Orthopäden hin- und herlaufen, damit er eine eventuelle Fehlstellung erkennen kann. Denn angeborene oder später erworbene Fehlstellungen der Hüfte oder der Beinachse sind gar nicht selten und können dazu beitragen, dass die Arthrose schnell voranschreitet. Werden diese ausgeglichen, kann bereits das zu einer Linderung der Beschwerden führen.

### → Vorsicht Gelenkerguss

Vor allem Arthrose im Kniegelenk löst oft Ergüsse aus. Das betroffene Gelenk schwillt an, die Haut spannt sich, die Beweglichkeit ist eingeschränkt. Ihr Orthopäde wird in diesem Falle erst das Gelenk abtasten und gegebenenfalls auch eine Punktion durchführen. Diese schafft sofort eine Entlastung Ihres Gelenks und zeigt auf, ob sich wirklich nur im Übermaß gebildete Gelenkflüssigkeit im Erguss befindet oder ob Blut infolge einer Verletzung oder Eiter infolge einer Infektion beigemengt sind. Mit Blut oder Eiter werden Sie sofort weiterbehandelt. Bei Gelenkergüssen infolge der Arthrose dienen Kühlen, Schmerzmittel und Schonung der Heilung, später folgt Bewegung, um dem Voranschreiten der Arthrose mit neuen Gelenkergüssen vorzubeugen.

### Stellen Sie Fragen!

Fragen Sie Ihren Orthopäden, worauf er an Ihrem Gang besonders achtet und was er aus Ihrer Haltung und Ihrem Schritt ableitet. Wenn er Ihre Gelenke und Muskeln abtastet, haken Sie freundlich nach, was er dabei erkennen kann.

Vermutlich testet er auch Ihre Muskelkraft, Beweglichkeit und Stabilität mithilfe einfacher Übungen. Bitten Sie ihn um eine Einordnung, ob alles altersgemäß oder eher ungewöhnlich ist. Haben Sie Arthrose in den Fingern oder Zehen, ist keine Gangbeobachtung nötig. Je aufgeregter Sie bei der Untersuchung sind, desto mehr hilft Ihnen nun Ihr „Spickzettel" oder Ihre Begleitperson.

### Wenn die Chemie nicht gleich stimmt

Bleiben Sie ruhig, falls Ihr Arzt Allgemeinplätze von sich gibt, wie: „Wenn Sie abnehmen würden, hätten Sie weniger Beschwerden" oder „Mit regelmäßigem Sport ginge es Ihnen besser". Denn erstens könnte da durchaus etwas dran sein (siehe S. 73), zweitens sind das statistische Zusammenhänge, die jedem Medizinstudenten sehr früh im Studium vermittelt werden – das ist also nicht persönlich gemeint. Auch wenn es netter verpackt sicher angenehmer wäre. Aber Ihr neuer Orthopäde kennt noch nicht Ihre ganze Geschichte. Später würde er womöglich anders urteilen und auch sensiblere Aussagen machen.

### → Nicht alles dulden

Sie sollten skeptisch werden, wenn Sie sich von oben herab behandelt fühlen oder allzu schnell eine Diagnose bekommen – ohne körperliche Untersuchung, ohne dass Sie auf- und abgehen und Ihre Muskelkraft unter Beweis stellen mussten. Haken Sie in diesem Fall unbedingt nach.

### Bildgebung: Eile mit Weile

Wundern Sie sich nicht, wenn Sie zunächst nicht geröntgt werden und auch keine Überweisung in die Röhre für ein MRT (siehe S. 38) erfolgt: Für die Diagnose Arthrose ist das anfangs nicht unbedingt wichtig.

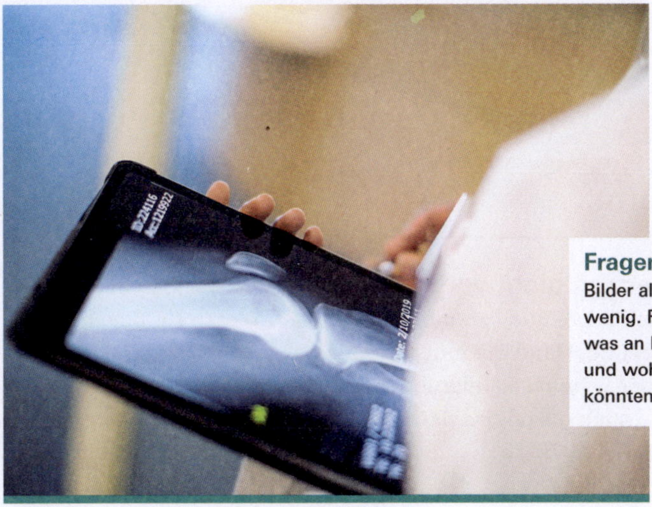

**Fragen Sie nach!**
**Bilder allein sagen Nicht-Medizinern wenig. Fragen Sie darum Ihre Ärztin, was an Ihrem Befund auffällig ist und woher Ihre Schmerzen kommen könnten.**

Früher wurde sehr schnell eine Bildgebung durchgeführt, das hat sich aber nicht bewährt. Da das Stadium des Verschleißes und die individuellen Beschwerden oft auseinanderklaffen (siehe S. 54), reichen Bilder allein nicht aus, um sinnvolle Therapievorschläge zu machen. Bildgebung ist nur in Kombination mit anderen Untersuchungen aussagekräftig. Wenn sich abzeichnet, dass eine Physio-, Wärme- oder Kältetherapie, eine Einlagenversorgung oder ein gewisses Medikament Ihnen guttäte, kann auch vor einer Bildgebung die Therapie beginnen und Ihr Gelenk im späteren Verlauf mit Röntgen, Sonografie oder MRT kontrolliert werden.

## Welche Bildgebung zeigt was?

Röntgen und Sonografie genügen oft für die Erstdiagnose, aufwendigere Bildgebungen folgen, wenn das Ihrem Orthopäden wichtig erscheint oder die ersten Behandlungen keine Linderung bringen. Röntgen funktioniert heute meistens digital und mit viel geringerer Strahlenbelastung als früher. Im Röntgenbild zeigen sich jedoch nur Knochenveränderungen und der verringerte Zwischenraum zwischen den Knochen. Schmerzhafte Ergüsse und frühe Knorpelschäden bleiben unerkannt. Die Sonografie, also der Ultraschall, erlaubt kaum Aussagen über den Zustand von Knorpel und Knochen, aber über oberflächliche Strukturen des Gelenks sowie den Zustand der Sehnen und Schleimbeutel. Auch Frühsymptome, wie die Entzündung der Gelenkschleimhaut oder ein Gelenkerguss, werden sichtbar. Viele Facharztpraxen können sofort ein Ultraschallbild machen und so einen ersten Eindruck vom Gelenkzustand gewinnen.

## Aufwendigere Bildgebung

Wenn die grundlegenden Untersuchungen keinen eindeutigen Befund ergeben haben, stehen weitere bildgebende Untersuchungsmöglichkeiten zur Verfügung, die Ihnen Ihr Arzt verordnet. Auch bei einer Verschlimmerung der Beschwerden im Verlauf einer Behandlung oder vor einer Operation können sie hilfreich sein:

**Kontrolltermin nicht vergessen!** Ergreifen Sie noch in der Praxis die Initiative, und vereinbaren Sie einen Termin für die nächste Untersuchung. Denn Sie möchten ja eine Einschätzung, ob die Physiotherapie und/oder Lebensstiländerungen etwas gebracht haben. Und vielleicht brauchen Sie auch gleich das nächste Rezept für die Physiotherapie. Mehr dazu verrät Kapitel 4 ab S. 79.

- **Skelettszintigrafie:** Sie trägt unter anderem dazu bei, unerkannte Frakturen auszuschließen oder sichtbar zu machen, in welchen Gelenken Entzündungen vorliegen. Der Patient bekommt eine schwach radioaktive Substanz in eine Armvene gespritzt, die dann zwei bis drei Stunden Zeit hat, sich in den Knochen einzulagern. Anschließend untersucht der Arzt mit einer sogenannten Gammakamera den Knochenstoffwechsel. Entzündliche Prozesse werden dabei ebenso sichtbar wie andere Auffälligkeiten. Damit die radioaktive Substanz schnell über die Nieren wieder ausgeschieden wird, sollten Sie rund um Ihren Termin viel trinken. Bei Schwangeren und stillenden Müttern kommt die Skelettszintigrafie nur in Ausnahmefällen zum Einsatz.
- **Kernspin- oder Magnetresonanztomografie, kurz MRT:** Sie arbeitet mit starken Magnetfeldern und Radiowellen, ohne radioaktive Strahlung. Auch Knorpelschäden, entzündliche Veränderungen der Bänder und der Sehnen, Knochenschäden und Tumore können so festgestellt werden. Sie ist sinnvoll, wenn Röntgenbild und Ultraschall allein nicht erklären, woher die Schmerzen kommen, sowie vor geplanten Gelenk-OPs.
- **Computertomografie (CT):** Weil die CT mit Röntgenstrahlung arbeitet, besteht eine höhere Strahlenbelastung als bei der MRT (Magnetresonanztomografie). Dafür ermöglichen CT-Aufnahmen deutlich mehr als normale Röntgenbilder: Der Körper wird aus allen Winkeln schichtweise fotografiert, darum können Knochen und Gelenke hinterher dreidimensional dargestellt werden. Die CT stellt die Knochensubstanz, die anatomischen Verhältnisse und gelenknahe Deformierungen sehr eindrücklich dar. Darum ist sie für spezielle knöcherne Veränderungen die beste Diagnostik. Allerdings braucht es für die Abbildung des Knorpels, der Sehnen und Bänder entweder zusätzlich die Vorbehandlung mit Kontrastmittel oder gleich eine MRT.

### → Keine Schnitte mehr nötig

Rein diagnostische Arthroskopien – also Untersuchungen mit einem dafür entwickelten Endoskop, das ins Gelenk eingeführt wird – braucht es heute nicht mehr. Denn die im CT und MRT ermittelten Aufnahmen sind sehr aussagekräftig, und es ist kein Eingriff nötig. Eine Arthroskopie erfolgt zur Behandlung bestimmter Schäden, zum Beispiel des Meniskus.

### Die Bilder sind da, und jetzt?

Wenn Sie die Bildgebung durchlaufen haben, lassen Sie sich von der Ärztin oder einem Assistenten unbedingt erklären, was darauf zu sehen ist. Haken Sie nach, wo es Zusammenhänge mit Ihren Schmerzen geben könnte, was altersgemäß ist, was auffällig. So lernen Sie Ihr Gelenk und dessen Umgebung kennen und zu verstehen.

Bevor Sie nun die Überweisung zum Physiotherapeuten entgegennehmen, können Sie Ihren Arzt fragen, welche Behandlung Sie dort erwartet und was Sie im Alltag tun können, damit es Ihnen besser geht. Die meisten Ärzte informieren Sie gerne, wenn sie erkennen, dass Sie interessiert sind.

### Besonderheiten in der Rheumatologie

Wenn Ihr Hausarzt oder Orthopäde Sie zum rheumatologischen Internisten überwiesen hat, durchlaufen Sie auch hier eine intensive Diagnostik. Weil entzündlich-rheumatische Erkrankungen oft mehrere Organe und auch die Haut in Mitleidenschaft ziehen, dauert die Erstuntersuchung in der Rheumatologie recht lang. Für die Anamnese sollte der Rheumatologe sich Zeit nehmen und danach Ihre Gelenke auf ihre Funktion, ihr Aussehen und darauf, wie sie sich anfühlen, hin überprüfen. Sie werden umfassend von Kopf bis Fuß untersucht – ein Blutbild gehört auch dazu. Manchmal sind jedoch alle Entzündungswerte und Rheumafaktoren negativ, und dennoch besteht eine entzündlich-rheumatische Erkrankung. Deshalb werden alle Ergebnisse dieser umfangreichen Untersuchung wie ein Puzzle aus vielen Anhaltspunkten zusammengesetzt. Wird eine entzündlich-rheumatologische Erkrankung diagnostiziert, besteht auch ein erhöhtes Risiko für Arthrose. Sollte Ihre Diagnose also entsprechend ausfallen und haben Sie noch keinen Gelenkverschleiß, können Sie mit den Tipps zur Prävention aus Kapitel 1 dieses Risiko mindern.

# Ihr individueller Therapieplan

Finden Sie aus den zahlreichen Angeboten zu Bewegung, Ernährung und Medikation genau diejenigen heraus, die zu Ihnen passen und Ihnen Schmerzlinderung bringen.

**Sobald das Grundsätzliche** mit Ihren Ärzten und Therapeuten geklärt ist, Sie Ihre ärztlichen Begleiter und Ihre Diagnose kennen und im Alltag wichtige Weichen gestellt haben, beginnt die eigentliche Therapie. Nun kann auch der Startschuss für Ihr Endlich-schmerzfrei-Programm fallen. Sie werden sich nun ein Bild über vielerlei Therapieansätze sowie Lebensstiländerungen machen und wählen jene aus, die zu Ihnen passen.

### → Ihr Endlich-schmerzfrei-Programm

Das Programm, das Sie nun entwickeln können, umfasst sechs Wochen und ruht im Wesentlichen auf drei Säulen: Bewegung, Ernährung und Medikation. Jede dieser drei Säulen können Sie (in Absprache mit Ihren Ärzten und anderen Therapeuten) selbst bauen. Je besser Sie sich mit den Komponenten dieser drei Säulen auskennen, desto größer ist die Chance, dass Sie gemeinsam mit den Experten rasch die richtige Wahl treffen und sich besser fühlen.

**Warum genau sechs Wochen?**
Das ist ein bekannter Durchschnittswert aus Studien, die herausgearbeitet haben, wie lange Menschen brauchen, um von alten (ungesunden) Gewohnheiten Abschied zu nehmen und neue (gesundheitsförderliche) Gewohnheiten zu etablieren.

In diesen sechs Wochen werden Sie nun lernen, wie Sie mit den unterschiedlichen Schmerzen umgehen können. Denn die Schmerzen, die Arthrose auslöst, sind nicht jedes Mal gleich (siehe S. 47). In dieser Zeit machen Sie sich also mit Hausmitteln (siehe S. 67) und Medikamenten (siehe S. 131) gegen den Schmerz sowie Sportübungen (siehe S. 86) vertraut und wissen, was für Sie funktioniert und was nicht.

Um Ihren Einstieg in Ihr Endlich-schmerzfrei-Programm zu erleichtern, nehmen Sie sich am besten etwas Zeit und machen sich in einem ersten Schritt Gedanken über Ihre aktuelle gesundheitliche, private und berufliche Situation. In einem zweiten Schritt beschäftigen Sie sich mit Ihren Plänen und Zielen. Im anschließenden dritten Schritt entwickeln Sie Ihr ganz persönliches Schmerzfrei-Programm. Also sechs Wochen, die Ihnen guttun werden.

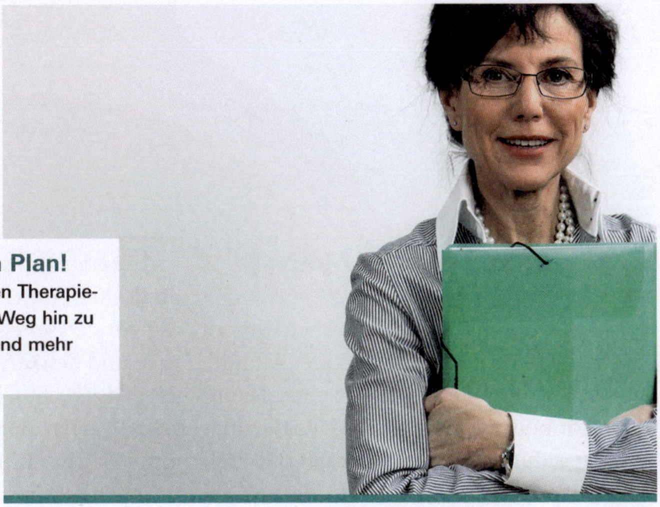

**Mit einem guten Plan!**
Mit Ihrem individuellen Therapieplan finden Sie Ihren Weg hin zu weniger Schmerzen und mehr Lebensqualität.

## Schritt 1: Die Bestandsaufnahme. Wo stehen Sie?

Nehmen Sie sich für die Bestandsaufnahme eine Stunde Zeit, gerne auch mehr. Legen Sie sich einen Endlich-schmerzfrei-Ordner an – physisch, fürs Regal, oder auch digital auf Ihrem Computer. In diesen Ordner gehören alle Diagnosen, Arztberichte und Bilder, die Ihnen bis jetzt vorliegen. Auch Ihr Schmerztagebuch (siehe S. 32) sollten Sie dort ablegen.

Auf einer Extraseite können Sie nun all das notieren, was nicht unbedingt medizinisch verwertbar ist, bei dem Sie jedoch glauben, dass Sie es später wichtig finden könnten. Das kann ein E-Mail-Austausch mit der besten Freundin sein oder die Kopie eines Tagebucheintrags. Sie können auch Stichwörter zu Ihrem aktuellen Empfinden aufzeichnen: z. B. müde/hoffnungsvoll/genervt/frustriert. Notieren Sie zudem Einschränkungen, die Ihnen durch Ihre Krankheit entstanden sind. Nehmen Sie also auch die private und berufliche Situation in den Blick.

### → Wenn Ihnen das Schreiben schwerfällt

Sie können Ihre Gedanken und Gefühle auch mit einem Diktiergerät oder Smartphone festhalten. Anschließend sollten Sie alles entweder als Audiodatei speichern oder jemanden bitten, das Gesagte abzutippen, und es dann abheften. Auch eine Spracherkennungssoftware, die Ihre Aufnahmen in Schrift überträgt, kann Sie unterstützen.

Sollten Sie abnehmen wollen (bzw. müssen), notieren Sie bitte Ihr aktuelles Gewicht und Ihren Bauchumfang in Zentimetern. Es ist aufschlussreich und meistens sehr motivierend, während der sechs Wochen zu dokumentieren, was sich verändert und was Sie mit Ihren ergriffenen Maßnahmen erreichen.

Sie können auch Fotos in Ihrem Ordner ablegen, wenn Sie visuell dokumentieren möchten, was Ihr Endlich-schmerzfrei-Programm bei Ihnen bewirkt.

### Schritt 2: Ihre Ziele und Motivation. Wo wollen Sie hin?

Ihre Motivation, alles zu tun, damit es Ihnen besser geht, liegt vielleicht nahe. Anders kann es mit anderen Zielen aussehen. Denn diese können gesundheitliche Besserung sein, aber durchaus kann es auch das Ziel sein, die private oder berufliche Situation verändern zu wollen, da Sie hier Schmerzauslöser ausgemacht haben (siehe S. 58). Sie sollten sich also hierfür ausreichend Zeit nehmen. Denn es ist nur dann aussichtsreich, Lebensgewohnheiten zu ändern, wenn Sie ein Ziel vor Augen haben. Wichtig dabei ist,

- das große Ziel vor Augen zu haben,
- aber auch wichtige Zwischenetappen festzulegen.

Weniger Schmerzen oder gar keine mehr – das ist das große, übergeordnete Ziel. Allerdings kommen Arthroseschmerzen in der Regel in Schüben und sind mal stärker und dann wieder schwächer. Es kann also sein, dass es auf Ihrem Weg auch immer mal wieder zu kleinen Rückschlägen kommt.

Untersuchungen zeigen, dass Menschen Ziele eher erreichen, wenn sie konkrete Bilder vor sich sehen. Schließen Sie also die Augen, und denken Sie darüber nach, was Sie in sechs Wochen (wieder) können möchten, zum Beispiel aufwachen, ohne dass irgendein Gelenk schmerzt; mit dem Enkelkind durchs Wohnzimmer tanzen; wissen, mit welchem Hausmittel Sie welchen Schmerz schnell lindern. Was es auch ist: Halten Sie schriftlich fest, was Ihnen in den Sinn kommt.

### Schritt 3: Ihr ganzheitlicher Sechs-Wochen-Plan

Bei diesem nun wichtigen Schritt helfen Ihnen die Inhalte dieses Ratgebers. Denn dieses Wissen benötigen Sie für Ihr erfolgreiches Endlich-schmerzfrei-Programm. Auf der übernächsten Seite finden Sie Anregungen dazu, wie Sie Ihren Wochenplan auf einem Blatt anlegen können. Gestalten Sie einen Plan, der Ihnen gefällt, zum Beispiel in Stundenplan-Optik und kopieren Sie ihn mehrfach. In den nächsten Wochen wird er sich mit hilfreichen Maßnahmen füllen.

---

**Neben den nicht-medikamentösen Maßnahmen,** die Sie individuell als Schmerztherapie in Ihrem Schmerzfrei-Programm einsetzen können, steht Ihnen auch die Unterstützung erfahrener Ärzte, Schmerztherapeutinnen oder Physiotherapeuten zur Verfügung. Nutzen Sie diese, um das Programm sinnvoll zu ergänzen (siehe S. 53, S. 56, S. 79.

In jeder Woche führen Sie eine neue Anti-Schmerz-Strategie ein, die Sie anschließend konsequent beibehalten – sofern sie Ihnen guttut. Der Ablauf ist wie folgt:

- **In Woche 1** dreht sich alles um die Schmerzlinderung mithilfe von Hausmitteln und/oder Medikamenten (siehe Kapitel „Den Schmerz verstehen und lindern" S. 47 und Kapitel „Therapie mit Medikamenten unterstützen" S. 131).
- **In Woche 2** beginnen Sie, Dehnung und allgemein mehr Bewegung in Ihren Alltag zu integrieren (siehe Kapitel „Arthrose braucht Bewegung!" S. 73).
- **In Woche 3** bauen Sie Ihren Ernährungsplan sanft um (siehe Kapitel „Die richtige Ernährung" S. 111).
- **In Woche 4** starten Sie Ihr individuelles Kräftigungsprogramm (Übungen zu Dehnung und Kräftigung finden Sie ab S. 92).
- **In Woche 5** beginnen Sie einen Ausdauersport (falls noch nicht geschehen, Ideen finden Sie auf S. 88).
- **In Woche 6** notieren Sie, wie Sie sich mit dem aktuellen Schmerzlinderungs-, Sport- und Ernährungsplan fühlen.

Bevor Sie Ihr Endlich-schmerzfrei-Programm beginnen, sollten Sie wissen, was wissenschaftlich als sinnvoll erachtet wird und was für Sie möglich ist. Immer gilt: Sollte sich etwas binnen ein bis zwei Wochen als unwirksam oder einfach doch für Sie nicht passend entpuppen, ersetzen Sie es lieber durch eine andere Maßnahme. Sehen Sie Ihren Wochenplan bitte nicht als strenges Korsett, sondern als Anregung, aus eigener Kraft Schmerzen zu überwinden und Lebensfreude zurückzugewinnen.

### Das Baukastenprinzip

Die Therapieansätze, die Sie in den folgenden Kapiteln finden, decken einen Großteil der heute gegen Arthroseschmerzen eingesetzten, von Experten als sinnvoll beurteilten Angebote ab. Der Markt wird übersichtlicher für Sie, wenn Sie sich das Angebot als einen riesigen Baukasten vorstellen. Er enthält unterschiedliche, prall mit Angeboten gefüllte Schubfächer. Die wichtigsten dieser Schubfächer sind Bewegung, Ernährung und Medikation, jedes Einzelne steckt voller kleiner Bausteine:

- **In dem Fach Bewegung** finden Sie vom simplen Spaziergang über Physiotherapie bis hin zu Ausdauer- und Krafttraining jede Menge Übungen, die speziell bei Arthrose der Knie-, Hüft-, Wirbelsäulen- und Fingergelenke sinnvoll sind. Auch weitere physiotherapeutische Angebote, wie Massagen, Wärme- und Kältebehandlungen, gehören in dieses Schubfach (siehe Kapitel 4 ab S. 73).
- **Das Schubfach Medikation** umfasst alles, was Sie frei verkäuflich oder auf Rezept aus der Apotheke bekommen, um Arthroseschmerzen und weitere Symptome zu bekämpfen. Doch auch

Schmerzspritzen vom Arzt sowie technische Hilfsmittel (wie spezielle Orthesen, also Schienen) finden sich in diesem Schubfach (siehe Kapitel 6 ab S. 131).

- **Das Fach Ernährung** beinhaltet unter anderem Früchte, Gemüse und Hülsenfrüchte, die Ihnen guttun können, aber auch komplette Ernährungskonzepte, wenn Sie etwa Ihr Gewicht reduzieren möchten. Nahrungsergänzungsmittel nehmen ebenfalls einen Raum ein – siehe Kapitel 5 ab S. 111).
- **Das Fach Umgang mit den Schmerzen** ergänzt alles bisher Genannte: Es umfasst kleine und große Veränderungen, die dazu beitragen, dass Sie Ihre Beschwerden verstehen und im Alltag lindern können. In Kapitel 3 finden Sie alles dafür Erforderliche sowie Informationen über die multimodale Schmerztherapie, die gegen anhaltend starke Arthroseschmerzen infrage kommt.

Und nun wird es darum gehen, dass Sie Experte in jedem dieser Schubfächer werden und die für sich am besten geeigneten Elemente zusammenstellen.

### → Ihr Wochenplan

Nehmen Sie ein Blatt und legen Sie sich eine Tabelle für alle sieben Wochentage an. Notieren Sie links die Uhrzeiten, rechts, was genau Sie verändern bzw. neu beginnen wollen. So nähern Sie sich systematisch den Maßnahmen, die Ihnen helfen und guttun.

Dabei sollten Sie sich auch bewusst machen, dass sich Ihre Schmerzsituation zwar immer wieder ändern kann, aber Sie nun bestens gerüstet sind, darauf zu reagieren und die für Sie hilfreichen Maßnahmen neu zusammenzustellen.

### Wenn keine Besserung erzielt werden kann

Es soll nicht verschwiegen werden: Nicht immer fruchten die konservativen Therapiemethoden. Manchmal bringt erst die Gelenkersatz-Operation Schmerzfreiheit. Ist die Arthrose zu weit fortgeschritten, bietet der Gelenkersatz, die Endoprothetik, eine echte Verbesserungschance. 70 bis 90 Prozent der Patienten sind mit dem Ergebnis zufrieden. 20 bis 25 Jahre Lebensdauer für ein künstliches Knie- oder Hüftgelenk sind heutzutage realistisch. Der Erfolg hängt allerdings von der guten OP-Vorbereitung und -Nachsorge ab. Informationen hierzu finden Sie in Kapitel 7.

# Ihr Endlich-Schmerzfrei-Programm

**WOCHE 1**

Diese Woche geht es um Ihre Strategie zur akuten Schmerzlinderung. Finden Sie heraus und notieren Sie, welche Verhaltensweisen, Hausmittel und Medikamente Ihnen guttun. Recherchieren Sie außerdem, welche Schmerz- und anderen Therapien in Ihrer Nähe möglich sind.

**WOCHE 2**

Diese Woche kommt Bewegung in Ihren Alltag … schonend mit Dehnübungen. Wählen Sie aus den speziell für Sie entwickelten Übungen (ab S. 92) einige aus, oder erarbeiten Sie mit Ihrer Physiotherapeutin Ihr individuelles Programm. Üben Sie regelmäßig.

**WOCHE 3**

Werden Sie Ernährungsexperte und stellen Sie in Ihrer Küche die Weichen auf Gelenkfreundlichkeit. Probieren Sie Zutaten, Mahlzeiten oder ganze Konzepte, die Entzündungen zurückdrängen können. Wenn Sie wollen bzw. müssen, nehmen Sie ab – finden Sie Ihre Strategie!

**WOCHE 4**

Nun ist wieder Bewegung dran – diesmal geht es um die Kräftigung. Bauen Sie zweimal 30 Minuten pro Woche Ihre Muskulatur auf, zum Beispiel mit den Übungen ab S. 101. Freuen Sie sich auf die Fortschritte, die Sie bald spüren.

**WOCHE 5**

Nun geht es um Ausdauersport. Entscheiden Sie sich für eine oder mehrere Sportarten und bleiben Sie dran – auch hier werden Sie schnell Fortschritte merken. Fünfmal 30 Minuten Ausdauersport pro Woche wären ideal, doch jede Trainingseinheit zählt.

**WOCHE 6**

Sie haben es fast geschafft! Die letzte Woche ist die Woche, in der Sie Bilanz ziehen. Was hat Ihnen geholfen, was nicht? Was behalten Sie bei, was wollen Sie künftig ausprobieren? Vervollständigen Sie Ihren Endlich-schmerzfrei-Ordner, bleiben Sie dran!

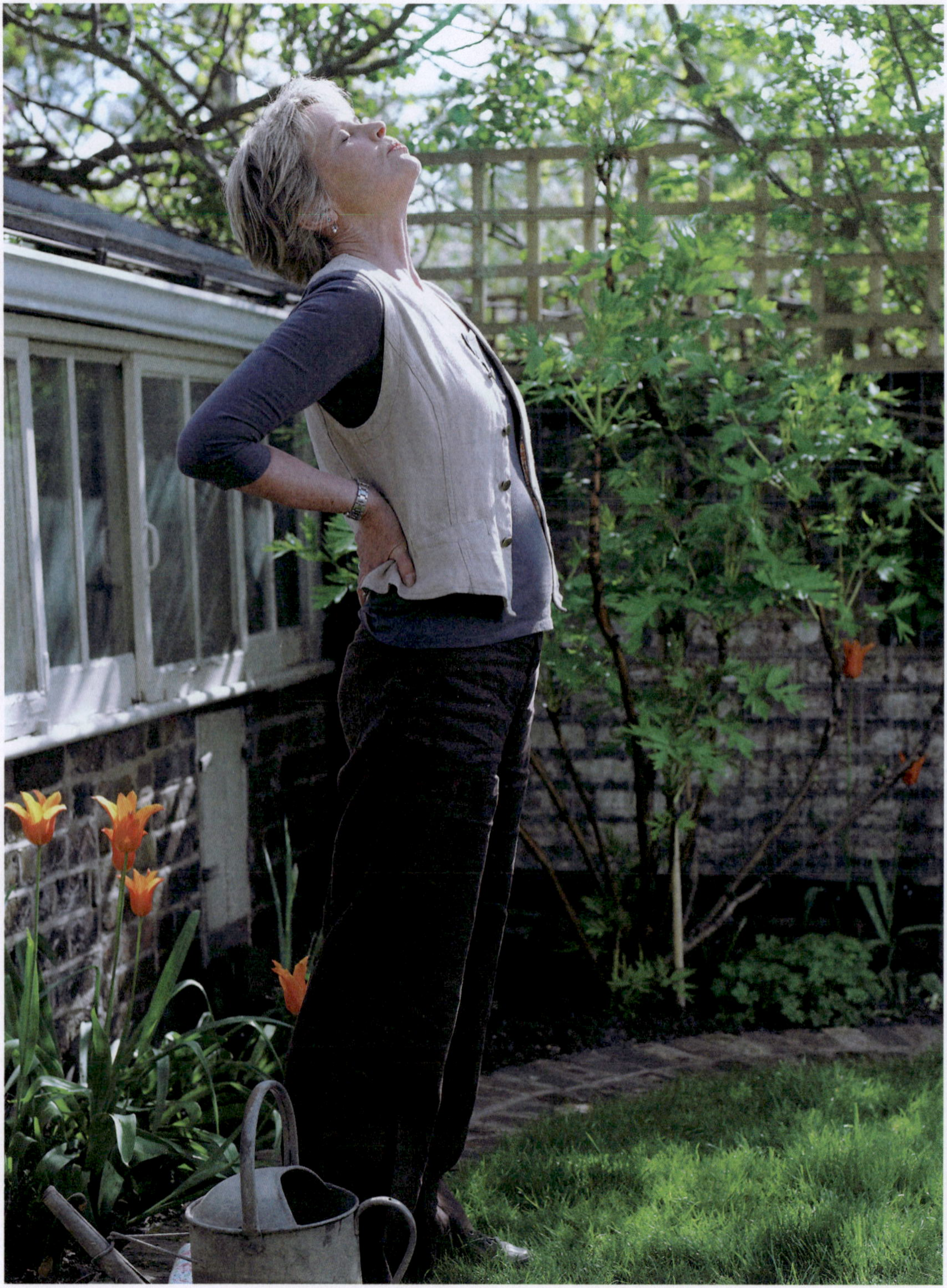

# Den Schmerz verstehen und lindern

Als größte Belastung empfinden die meisten Betroffenen mit einer Arthrose die damit einhergehenden Schmerzen. Zum Glück sind Sie ihnen nicht hilflos ausgeliefert und Sie können viel tun, um diese zu lindern.

**Schmerz ist zunächst einmal sehr sinnvoll.** Er warnt Sie und sorgt dafür, dass Sie innehalten. Wenn Ihnen etwas wehtut, signalisiert Ihr Körper: Ändere dein Verhalten! Doch während mancher Schmerz am besten durch Schonung und Ruhe gelindert wird, braucht es für andere Beschwerden Bewegung, damit sie nachlassen.

Die Schmerzen zu Beginn der Arthrose schildern viele Patienten als dumpf, drückend, ziehend oder reibend. Später drängen sich die Schmerzen oft in den Vordergrund. Es sticht, reißt, pocht oder brennt. In diesem Fall gilt es zu unterscheiden: Haben Sie sich kurzfristig überlastet? Dann kann es von allein wieder abklingen. Haben Sie eine entzündliche Phase – die aktivierte Arthrose (siehe S. 13) – erreicht? Dann könnten Kälte, Wickel oder entzündungshemmende Medikamente helfen.

Zum Glück kann jeder lernen, die eigenen Beschwerden besser zu verstehen und die eigene Schmerzempfindlichkeit herunterzuregulieren. Wenn Sie dann noch wissen, was Ihnen persönlich am besten hilft, geht es bald bergauf.

# Hauptsymptom: Der Arthroseschmerz

Wenn der Knorpel in Ihren Gelenken keinerlei Schmerzempfinden hat, warum tut sein Verschwinden dann so weh? Finden Sie Antworten, um besser darauf reagieren zu können.

**Je nachdem, wo Ihre Arthrose sitzt,** in welchem Stadium sie sich befindet und ob sie gerade mit einer akuten Entzündung im Gelenk eine aktivierte Phase erreicht hat, äußert sie sich unterschiedlich. Weshalb das so ist, dafür gibt es zahlreiche Gründe.

Der Hauptschuldige für Ihre Beschwerden – der Knorpel in Ihrem Gelenk oder Ihren Gelenken – ist nicht von Nerven durchzogen und kann somit keine Schmerzsignale aussenden. Das übernehmen andere Beteiligte in seiner Umgebung. Die Knochenhaut zum Beispiel enthält jede Menge Nervenendigungen, die für die Schmerzweiterleitung über das Rückenmark ins Gehirn zuständig sind, die sogenannten Nozizeptoren. Daher empfinden Sie Schmerzen in der Knochenhaut als besonders quälend. Dass das so ist, ist durchaus sinnvoll, denn mit einem Knochenbruch sollten Sie sich natürlich unbedingt schonen oder eben auch zu einem Arzt gehen. Arthroseschmerzen werden, wenn überhaupt, erst im Endstadium des Verschleißes von der Knochenhaut ausgelöst.

Schon in frühen Stadien der Arthrose melden sich jene Nozizeptoren zu Wort, die direkt an Knorpel und Knochen angrenzen: die der Gelenkinnenhaut (Synovialis), die der Muskeln mit den sie umgebenden und durchziehenden Faszien sowie die der Bänder und Sehnen, die Ihre Gelenkbewegungen steuern.

### Viele Gründe für Muskelschmerzen

Dass und wie Muskeln wehtun, ist uns von Anfang unseres Lebens an bewusst. Wenn wir eine neue Sportart ausprobieren, wundern wir uns oft, an wie vielen Stellen ein Mensch Muskelkater entwickeln kann. Insgesamt sind es rund 650 Muskeln, die uns am Leben und beweglich halten. Sie beschweren sich, wenn wir krank sind und Viren oder Bakterien bekämpfen, wenn wir einzelne Muskelgruppen überlasten, wenn wir uns zu lange zu wenig bewegen oder wenn wir fallen bzw. angegriffen werden.

Auch die Faszien – das Bindegewebe, das unter anderem die Muskeln durchzieht und umgibt – sind von Nozizeptoren durchzogen. Sie reagieren auf Über- und Fehlbelas-

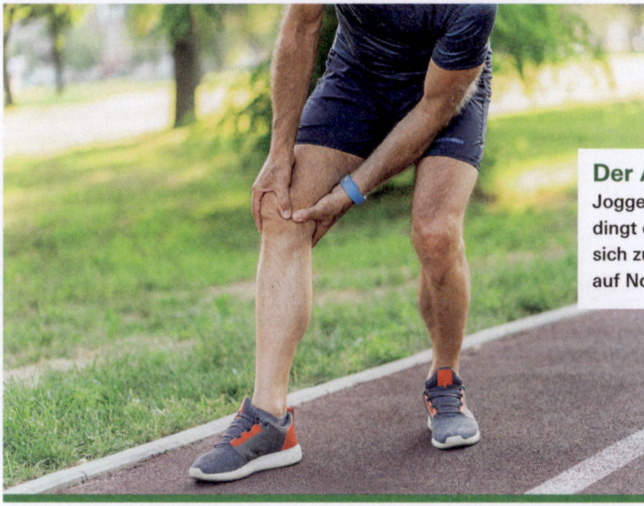

**Der Arthrose davonlaufen?**
Joggen ist bei Kniearthrose nur bedingt empfehlenswert, lassen Sie sich zuvor beraten. Oder Sie setzen auf Nordic Walking bzw. Wandern.

Checkliste

## Was Ihre Gelenke Ihnen sagen möchten

Heute tut alles viel mehr weh als gestern? Setzen Sie sich am besten einen Moment hin, und überlegen Sie, was Ihnen in den letzten Tagen widerfahren ist und was auf Ihren Schultern lastet.

- ☐ Sorgen Sie sich sehr um jemanden oder etwas?
- ☐ Haben Sie sich die letzten Tage kaum bewegt?
- ☐ Stehen Sie am Anfang eines neuen, noch unvertrauten Sporttrainings?
- ☐ Sind Sie umgeknickt oder gestürzt?
- ☐ Mussten Sie in den letzten Tagen etwas Schweres tragen?
- ☐ Sind Sie besonders weit gelaufen?
- ☐ Haben Sie Erkältungssymptome?
- ☐ Haben Sie Fieber?
- ☐ Machen Sie eine Diät?
- ☐ Haben Sie in den letzten Tagen fleisch-, fett- und/oder zuckerreich gegessen?
- ☐ Haben Sie gestern Alkohol getrunken?
- ☐ Fühlen Sie sich derzeit gestresst?

Jedes „Ja“ nennt einen der möglichen Gründe dafür, warum es Ihnen gerade schlechter geht als üblich, und hilft vielleicht auch, die Ursachen zu beheben. Wenn Sie sich allgemein unwohl fühlen oder Fieber haben, sollten Sie bald Ihren Arzt zurate ziehen.

**Ziehende Schmerzen oder Krämpfe der Muskeln** können auf einen Mangel an bestimmten Mineralstoffen hinweisen, zum Beispiel Magnesium. Auch die Einnahme bestimmter Medikamente (z. B. Cholesterinsenker, Hormontherapie in der Brustkrebsbehandlung, Antibiotika) sowie zu viel Alkohol können Muskelschmerzen auslösen. Im Verlauf der Arthrose sind es am ehesten Verspannungs- und Überlastungsschmerzen, die Sie plagen.

tung. Die Bänder und Sehnen steuern ihren Teil dazu bei. Das ist vor allem der Fall, wenn Sie sich wegen der Gelenkbeschwerden einseitig bewegen, sodass sie übermäßig gedehnt oder gereizt werden. Wenn Sie sich lange nur wenig bewegen und Ihre Muskeln sich durch die Schonhaltung verspannt und verhärtet haben, kann auch das Schmerzen verursachen.

### Unterschiede in der Schmerzempfindlichkeit

Faszinierend ist, dass das menschliche Gehirn dieselben Schmerzinformationen je nach Tagesform und Tageszeit unterschiedlich bewertet. Viele von uns kennen zudem psychosomatische Schmerzen: Auf zu viel Stress im Beruf, Liebeskummer, Prüfungsangst oder Trauer reagieren bestimmte Körperregionen mit heftigen Beschwerden – meistens Kopf, Nacken, Rücken und/oder Verdauungssystem.

Wenn ein Gelenk plötzlich deutlich stärker schmerzt als bisher, ohne dass Symptome einer Entzündung (wie Rötung, Schwellung oder Überhitzung) vorliegen, sollten Sie sich fragen, woran das liegen könnte (siehe Checkliste S. 49).

Sobald Sie wissen, welche Faktoren bei Ihnen Schmerzen verstärken – oder aber bewirken, dass Sie Schmerzen weniger intensiv wahrnehmen –, können Sie dieses Wissen nutzen, um Ihr Wohlbefinden zu beeinflussen. Es kann auch sein, dass trotz optimaler Voraussetzungen, genug Bewegung und guter Ernährung die Schmerzen anhalten oder sich verstärken. In diesem Fall sollten Sie zeitnah Ihren Hausarzt oder Ihre Orthopädin aufsuchen.

### → Seelenpflege ist wichtig

Sorgen Sie gut für sich selbst. Auch das trägt maßgeblich zur Besserung des Schmerzempfindens bei. Körperliche und seelische Belastungen lassen sich vielleicht mit anderen teilen oder Stück für Stück abbauen (siehe S. 24). Dann ist auch der Arthroseschmerz erträglicher.

# Akute und chronische Arthroseschmerzen

**Grundsätzlich sollten Sie den Schmerzmittelkonsum möglichst gering halten. Doch manch akuter Schmerz sollte rasch behandelt werden.**

**Manchmal gehen Infektionen** oder schwerwiegende Erkrankungen mit Gelenk- und Muskelschmerzen einher. Dann ist es nicht nur die Arthrose, die Ihnen den Tag vermiest oder den Nachtschlaf raubt, sondern es gesellt sich etwas anderes hinzu, das rasch behandelt werden sollte.

Bei sich verstärkenden oder verändernden Schmerzen sollten Sie nicht zu lange damit warten, einen Arzttermin zu vereinbaren. Dadurch helfen Sie, vorzubeugen, dass aus akuten Arthroseschmerzen chronische werden, und eine mögliche andere ernste Ursache für die Beschwerden kann entweder ausgeschlossen oder zielstrebig behandelt werden.

### Alarmsignale für ernste Ursachen

Bei folgenden Begleiterscheinungen sollten Sie nicht zögern und sobald wie möglich eine Arztpraxis oder die Notaufnahme einer Klinik aufsuchen:

- Lähmungserscheinungen
- plötzliches hohes Fieber
- ein plötzliches starkes Krankheitsgefühl
- unbeabsichtigter Gewichtsverlust
- wenn die Schmerzen in Ruhe – vor allem nachts – zunehmen
- wenn Ihren Schmerzen ein Unfall oder Sturz vorausgegangen ist und die Beschwerden zunehmen, statt abzuflauen

Nehmen Sie solche Signale Ihres Körpers ernst, denn hinter Lähmungserscheinungen etwa kann ein Bandscheibenvorfall stecken, der in einem solchen Fall umgehend behandelt werden muss. Schmerzen nach einem Unfall oder Sturz könnten von einem unbemerkten Knochenbruch herrühren. Nächtliche Schmerzen und ein unbeabsichtigter Gewichtsverlust können auf einen Tumor hinweisen. Fieber und Krankheitsgefühl treten oft infolge einer Infektion auf. Ist die Ursache erkannt und behandelt, wird es Ihnen bald besser gehen.

### Nicht den Helden spielen!

Auch wenn Ihre akuten Arthroseschmerzen bleiben, wie sie sind – obwohl Sie zur Physiotherapie gehen, daheim Übungen machen und allerlei für die Schmerzlinderung tun –, sollten Sie erneut Ihren Orthopäden oder Hausarzt konsultieren. Dort wird abgeklärt, ob es eine neue bzw. weitere Ursache gibt, und gegebenenfalls ein verschreibungspflichtiges Schmerzmittel verordnet. Dieses sollte zu Ihrer Krankheitsgeschichte und gegebenenfalls Ihren anderen Medikamenten passen (siehe auch Kapitel 6, ab S. 131).

Neben den klassischen Schmerzmitteln bieten sich auch bewährte Hausmittel an, die die Beschwerden deutlich drosseln können (siehe S. 67). Das hilft, die Zeit zu überbrücken, bis andere Therapien, wie zum Beispiel die Physiotherapie, eine Wirkung zeigen. Sie finden nachts Ruhe und können sich regenerieren. Gleichzeitig tragen Sie dazu bei, dass Ihr Schmerz nicht chronisch wird.

### Wenn Schmerzauslöser bestehen bleiben

Wenn es um Erkrankungen geht, die einen lange begleiten, geht es auch darum, zu verhindern, dass der Schmerz sich chronifiziert. Die Chronifizierung des Schmerzes erfolgt auf mehreren Wegen. Manchmal können Patienten und Ärzte die Ursache von Schmerzen nicht beheben, dann wiederholt sich der grundsätzliche schädigende Reiz, der die Nozizeptoren Alarm schlagen lässt. Die Ursache für den Schmerz bleibt bestehen bzw. kehrt immer wieder zurück. Ein Beispiel: Einer Fliesenlegerin schmerzen die Knie, weil sie sie aufgrund ihrer Arbeitsposition täglich acht Stunden belastet. Wechselt sie zum Beispiel in einen Beraterberuf, kann der Knieschmerz nachlassen.

### Sich verselbstständigende Schmerzreize

Manchmal jedoch sind die schädlichen Reize längst abgestellt, und die Nozizeptoren signalisieren trotzdem anhaltend: „Hier stimmt etwas nicht." Das kann passieren, wenn Nervenfasern äußerlich oder innerlich verletzt wurden. Unfälle, Operationen, Vergiftungen, Infektionen oder ein dauerhaft hoher Blutzuckerspiegel können ähnliche Effekte haben. Wie eine kaputte Schallplatte, bei der die Nadel immer an derselben Stelle hängenbleibt und die ewig selben Tonfolgen abspielt, so senden die geschädig-

---

**Wenn etwas dauerhaft wehtut,** obwohl keinerlei Entzündung oder Verletzung nachweisbar ist, sprechen Mediziner vom Schmerzgedächtnis. Es kann bis zu einem gewissen Grad gelöscht werden, oft ist der Weg dorthin jedoch mühsam, und manchmal gelingt die Löschung nicht vollständig.

---

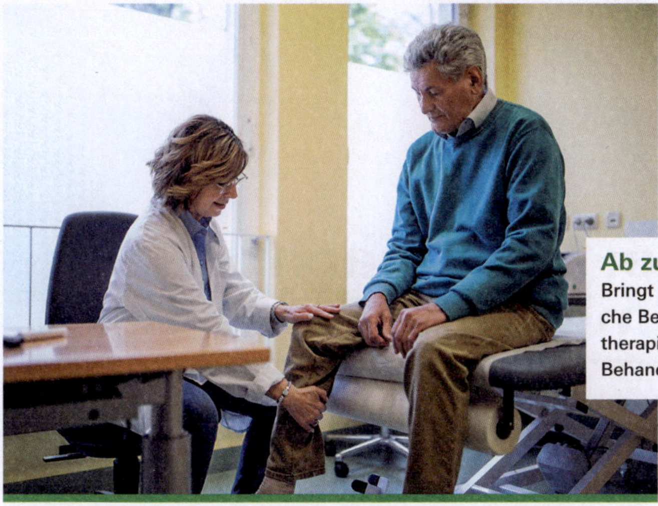

**Ab zur Schmerztherapie!**
Bringt die Ersttherapie keine deutliche Besserung, kann die Schmerztherapie mit ihrem ganzheitlichen Behandlungsansatz weiterhelfen.

ten Nervenfasern pausenlos Schmerzsignale in Richtung Gehirn.

Häufig kommen dann andersartige, (noch) akute Schmerzen dazu, weil Patienten eine Schon- oder Fehlhaltung einnehmen und ihre Muskeln und Faszien darunter leiden. Mit der Zeit kann auch das Schmerzempfinden zunehmen. Die Betroffenen reagieren empfindlicher auf Reize, die ihnen vorher nichts ausmachten. Bei chronischen Arthroseschmerzen kommen oft all diese Faktoren zusammen.

Von chronischen Schmerzen sprechen die medizinischen Fachgesellschaften nach drei bis sechs Monaten anhaltender bzw. häufig wiederkehrender Beschwerden. So weit sollte es gar nicht erst kommen – im besten Fall wird also schon nach wenigen Wochen oder Monaten ein Weg gefunden, die Beschwerden zu lindern. Sind die Schmerzen erst einmal chronisch geworden, können neue Behandlungsansätze sie aber immer noch ganz oder wenigstens teilweise verschwinden lassen, der Weg ist dann jedoch länger als in der akuten Phase.

## → Wann zum Schmerztherapeuten?

Wenn sich nach vier bis sechs Wochen der Ersttherapie keine Besserung abzeichnet und noch immer unklar ist, wo der Schmerz herkommt, ist eine multimodale, interdisziplinäre Schmerztherapie sinnvoll. In der Schmerzforschung gab es in den letzten Jahren viele Fortschritte und verstärkt folgt man einem ganzheitlichen Ansatz, bei dem der Mensch und sein Empfinden im Mittelpunkt steht. Hierzu werden die Erkenntnisse aus ganz unterschiedlichen medizinischen Disziplinen genutzt. Bitten Sie Ihren Hausarzt um eine Überweisung – vor allem, wenn die Schmerzen an andere Stellen wandern oder sich ausbreiten. Auch, wenn sie Ihr Denken und Ihren Alltag zunehmend prägen, sollten Sie sich fachkundige Hilfe holen. Mehr Informationen dazu finden Sie ab S. 54.

# Prüfen Sie: Was macht der Schmerz mit Ihnen?

Je besser Sie Ihre Beschwerden verstehen, desto leichter finden Sie Therapien, die zu Ihnen passen.

**Vielleicht wurden Sie noch** mit Sprüchen erzogen wie „Ein Indianer kennt keinen Schmerz“ oder „Der Mensch muss sein Kreuz tapfer tragen“. Die Leidensfähigkeit unserer Ahnen in allen Ehren – doch seit Großelterns Tagen sind Medikamente verträglicher geworden und nichtmedikamentöse Behandlungsansätze besser erforscht. Das Schicksal schreibt Ihnen auch keine Fleißpunkte dafür gut, wenn Sie sich unter Qualen durch Ihren Alltag schleppen. Sagen Sie sich daher unbedingt regelmäßig: Sie haben jedes Recht darauf, mit Schmerzen ernst genommen, entlastet und unterstützt zu werden! Und wenn Sie anderen mitteilen, wie es Ihnen geht, ist das kein Jammern.

### Besser kommunizieren mit der Schmerzskala

Ein Instrument, das Ihnen bei der Kommunikation helfen kann, ist die Schmerzskala. Sie veranschaulicht, wie intensiv der Schmerz aktuell Ihr Leben beeinflusst. Gängige Schmerzskalen reichen von 0 für „schmerzfrei“ bis 10 für „Ich halte das fast nicht aus“.

Schmerzskalen bewähren sich weltweit in Schmerztherapien – zu Beginn, mehrfach im Verlauf und nach Abschluss der Behandlung. Viele Studien belegen ihre Aussagekraft. Die Werte verdeutlichen, ob und in welchem Maß ein Medikament, eine Bewegung oder eine andere Intervention wirklich hilft.

### → Schmerzskalen in der Arthrosetherapie

Im Leben mit einer chronischen Erkrankung wie Arthrose gibt es manches Auf und Ab. Deshalb drängt sich Ihnen vielleicht der Gedanke auf: „Diese ganze Therapie bringt mir nichts.“ Ein Blick auf den Ausgangswert kann in diesem Falle verdeutlichen, dass es seit Beginn der Behandlung durchaus bergauf ging – das motiviert Sie, dranzubleiben.

Mithilfe der Schmerzskala können Sie die Kommunikation mit Ihrer Familie und im Freundeskreis vereinfachen. Sagen Sie klar, was Ihnen gerade besonders wehtut – und welche Unterstützung Sie sich vom anderen

# Wie stark ist der Schmerz?

Beantworten Sie jede der folgenden Fragen ganz ehrlich mit einem Punktwert. Wiederholen Sie diese Bewertung von jetzt an einmal pro Woche. Die Werte zeigen Ihnen (und anderen), in welchen Bereichen Sie auf dem richtigen Weg sind.

| | 1 | 2 | 3 | 4 | 5 | 6 | 7 | 8 | 9 | 10 |
|---|---|---|---|---|---|---|---|---|---|---|
| Wie sehr belastet Sie das Aufstehen? | ☐ | ☐ | ☐ | ☐ | ☐ | ☐ | ☐ | ☐ | ☐ | ☐ |
| Wie sehr belasten Sie Haushaltstätigkeiten wie Aufräumen oder Putzen? | ☐ | ☐ | ☐ | ☐ | ☐ | ☐ | ☐ | ☐ | ☐ | ☐ |
| Wie schwer fällt Ihnen das Einkaufen und Tragen von Lasten? | ☐ | ☐ | ☐ | ☐ | ☐ | ☐ | ☐ | ☐ | ☐ | ☐ |
| Wenn Sie einen Spaziergang machen – wie geht es Ihren Gelenken dabei? | ☐ | ☐ | ☐ | ☐ | ☐ | ☐ | ☐ | ☐ | ☐ | ☐ |
| Wie leicht geht Ihnen die Essenszubereitung von der Hand? | ☐ | ☐ | ☐ | ☐ | ☐ | ☐ | ☐ | ☐ | ☐ | ☐ |
| Wie belastend finden Sie Schreiben am Computer oder mit dem Stift? | ☐ | ☐ | ☐ | ☐ | ☐ | ☐ | ☐ | ☐ | ☐ | ☐ |
| Wie funktioniert die Gartenarbeit (falls zutreffend)? | ☐ | ☐ | ☐ | ☐ | ☐ | ☐ | ☐ | ☐ | ☐ | ☐ |
| Wie geht es Ihnen bei Ihrem Lieblingssport (falls zutreffend)? | ☐ | ☐ | ☐ | ☐ | ☐ | ☐ | ☐ | ☐ | ☐ | ☐ |
| Wie fühlen Sie sich während eines Wetterumschwungs? | ☐ | ☐ | ☐ | ☐ | ☐ | ☐ | ☐ | ☐ | ☐ | ☐ |
| Wie reagiert Ihr Körper auf stundenlanges Sitzen? | ☐ | ☐ | ☐ | ☐ | ☐ | ☐ | ☐ | ☐ | ☐ | ☐ |
| Was signalisieren Ihre Gelenke auf Autofahrten? | ☐ | ☐ | ☐ | ☐ | ☐ | ☐ | ☐ | ☐ | ☐ | ☐ |
| Wie geht es Ihnen bei Zug- oder Busfahrten? | ☐ | ☐ | ☐ | ☐ | ☐ | ☐ | ☐ | ☐ | ☐ | ☐ |
| Wie fühlen Sie sich abends? | ☐ | ☐ | ☐ | ☐ | ☐ | ☐ | ☐ | ☐ | ☐ | ☐ |
| Wie sehr machen sich Ihre Gelenke nachts bemerkbar? | ☐ | ☐ | ☐ | ☐ | ☐ | ☐ | ☐ | ☐ | ☐ | ☐ |

wünschen. In Ihrem Umfeld gibt es sicher Menschen, die Ihnen gerne Besorgungen abnehmen, im Haushalt zur Hand gehen oder einfach geduldig zuhören.

Freuen Sie sich über jede Verbesserung eines Punktwerts! Wird er in einem Bereich schlechter, ersuchen Sie bitte ärztlichen Rat.

### Jeder fühlt Schmerz anders

Lassen Sie sich von niemandem sagen, Sie seien zu empfindlich. Schmerzempfinden ist etwas Individuelles, einzigartig wie Ihr Fingerabdruck. Genetische und hormonelle Faktoren tragen dazu bei, wie robust oder sensibel eine Person reagiert – zusätzlich zu den schon genannten Faktoren von außen. Sollten Sie irgendwann den Eindruck haben, dass Ihre Schmerzempfindlichkeit zunimmt, sollten Sie allerdings mit Ihrer Hausärztin darüber reden. Sie kann weitere Untersuchungen für Sie veranlassen, zum Beispiel beim Schmerztherapeuten. Hat sich Ihr Schmerzempfinden so verselbstständigt, dass es einen eigenen Krankheitswert erreicht hat – unabhängig von Ihrer Arthrose –, kennt er passende Therapiemöglichkeiten für Sie.

### → Der richtige Schmerztherapeut

Der Begriff Schmerztherapeut ist leider nicht geschützt. Suchen Sie am besten nach Ärzten, die die Zusatzausbildung Spezielle Schmerzmedizin absolviert haben. Diese umfasst Fachwissen aus Pharmakologie, Neurologie, Physiotherapie und Psychologie. Die Zusatzbezeichnung Spezielle Schmerztherapie wird erst nach einer einjährigen Vollzeitausbildung in einer dafür akkreditierten Fachabteilung mit abschließender Prüfung vor der Ärztekammer erteilt.

### Wie die multimodale, interdisziplinäre Schmerztherapie hilft

Sie müssen sich bei starken wiederkehrenden oder anhaltenden Schmerzen nicht allein auf die Suche nach Therapiemöglichkeiten machen. Wenn Sie an Ihre Grenzen gelangen und orthopädische und physiotherapeutische Behandlung unzureichend helfen, bietet die multimodale interdisziplinäre Schmerztherapie weitere Möglichkeiten zur Diagnostik und Behandlung.

### Ambulant oder stationär

Sie können entweder ambulant, in einer Tagesklinik oder stationär behandelt werden. Ein Klinikaufenthalt dauert in der Regel zwei bis drei Wochen. Bewegungsprogramm, Ernährungsberatung, Diagnostik sowie psycho-, physio- und ergotherapeutische Behandlungen erfordern nur kurze Wege. In der Klinik arbeiten Fachärzte und andere Therapeuten Hand in Hand. Sie fahnden nach möglichen weiteren Ursachen für die Beschwerden, beziehen Experten ande-

**Eine Verhaltenstherapie wird** bei dafür qualifizierten Ärzten, Psychologen oder auch Heilpraktikern mit Spezialisierung auf Psychotherapie angeboten. Medikamente, zum Beispiel Psychopharmaka, dürfen ausschließlich Ärzte verschreiben.

rer Disziplinen mit ein und stimmen ihre Therapien aufeinander ab.

Wenn Ihr Hausarzt keine Schmerzklinik oder Schmerzambulanz empfehlen kann, hilft Ihnen die Online-Suche oder telefonische Beratung der Kassenärztlichen Bundesvereinigung: Über www.kbv.de können Sie die für Sie zuständige Landesstelle ermitteln und dort Experten für Spezielle Schmerztherapie sowie Kliniken finden.

### Verhaltenstherapie für Sie?

Ständige Beschwerden schlagen auf die Psyche, eine angeschlagene Psyche verschlimmert Schmerzen, und schon ist ein Teufelskreis entstanden. Mit einer Psychotherapie – in der Regel einer Verhaltenstherapie – kann es gelingen, ihn zu durchbrechen.

Die Verhaltenstherapie geht davon aus, dass jedermann sein Erleben und Verhalten zu weiten Teilen erlernt hat. Was nicht mehr passt, kann somit wieder verlernt und durch passendere Strategien ersetzt werden. In Bezug auf Sie und Ihre Arthrose kann das heißen: Sie entdecken neue Möglichkeiten, das Positive in Ihrem Leben zu erkennen und sich zu einem gelenkfreundlichen Alltag zu motivieren. Die Sitzungen finden anfangs meistens wöchentlich, später alle paar Wochen statt.

### → Ihr Weg zur Psychotherapie

Bei entsprechender Indikation ist Psychotherapie eine Krankenkassenleistung. Sie können sich von Ihrer Hausärztin, dem Orthopäden oder der Rheumatologin Ihres Vertrauens einen Therapeuten empfehlen lassen oder in einer Selbsthilfegruppe um Rat fragen. Auch die Vermittlung über die Terminservicestelle (TSS) der kassenärztlichen Vereinigung, zu erreichen über die Telefonnummer 116117, ist jederzeit möglich.

Bevor Sie sich festlegen, haben Sie übrigens zwei bis vier probatorische Sitzungen zum gegenseitigen „Beschnuppern". Wenn die Chemie stimmt, wenn das Miteinander von Vertrauen und Sympathie geprägt ist, können Sie bei dieser Therapeutin weitermachen. Ansonsten ist ein Wechsel möglich.

# Schmerzbeeinflusser in den Griff bekommen

Wussten Sie, dass Entspannung Schmerzen lindern kann? Auch guter Schlaf macht den Alltag mit Arthrose erträglicher. Erleben Sie es selbst.

**Wie die Schmerzen,** so hat auch der Stress evolutionär eine wichtige Funktion für uns: Er macht den Menschen aufmerksam und leistungsfähig. Ohne die Stresshormone Adrenalin und Cortisol wären wir vermutlich ausgestorben, weil Fressfeinde und Naturkatastrophen uns überwältigt hätten.

Die Stresssituationen der modernen Zeit sind selten lebensbedrohlich, oft können wir Streit, Konflikte am Arbeitsplatz oder eine Krankheit bewältigen. Doch dauerhafter, übergroßer Druck, Mobbing und anhaltende existenzielle Bedrohungen bringen viele Menschen aus dem Lot. Auch wenn es keine Pausen zwischen hektischen Phasen gibt, entsteht eine Form von Stress, die Körper und Psyche schaden kann. Diese Art von Stress macht nicht nur den Umgang mit Ihrer Arthrose schwerer, sondern kann Ihre Schmerzen auch verstärken.

**→ Stress ist nicht gleich Stress**

Wissenschaftler unterscheiden zwischen positivem, inspirierendem Stress, genannt Eustress (die griechische Vorsilbe eu steht für „gut"), und niederdrückendem, negativem Stress, dem Disstress (dis heißt auf Griechisch „schlecht"). Welche Tätigkeiten oder Nachrichten wir als Dis- oder Eustress empfinden, ist allerdings individuell unterschiedlich.

Es gibt organische Gründe dafür, dass Schmerzen bei Disstress quälender werden: Magen, Kopf, Rücken und auch Gelenke haben dann mehr auszuhalten. Denn wenn wir unter Strom stehen, spannen wir unsere Muskeln stark an – oft ohne es zu merken. Orthopäden können solche Verspannungen messen. Sie lösen entweder neue Schmerzen aus oder verstärken diejenigen, die bereits da sind.

### Entspannung kann man lernen

Gegen den Stress können Sie vielleicht nicht sofort etwas tun, dennoch sollten Sie das Thema unbedingt Stück für Stück und mit Ihren Möglichkeiten angehen. Gegen Verspannungen können Sie sofort etwas tun. In leichteren Fällen wirken schon kleine, über den Tag verteilte Pausen. Dehn- und Kraftübungen, Spaziergänge sowie erfüllter Sex lenken vom Grübeln ab und zaubern Optimismus und gute Laune. Langfristig sollten Sie sich die Zeit nehmen, eine Entspannungstechnik zu lernen und immer wieder anzuwenden, wenn Sie das Bedürfnis danach haben. Denn wissenschaftliche Studien zeigen, dass Entspannungstechniken die Bewältigung von Krankheiten und Schmerzen deutlich erleichtern.

### Progressive Muskelentspannung nach Jacobson

Progressive Muskelentspannung nach Jacobson (PMR), Autogenes Training und Meditation sind in ihrer Wirkung gut erforscht. Die Progressive Muskelrelaxation nach Jacobsn funktioniert wie folgt:

- Nach Einweisung und Anleitung spannen Sie eine Muskelpartie fest, aber behutsam an. Sie halten diese Spannung für einige Sekunden, atmen gleichmäßig und konzentrieren sich ganz auf die Körperregion, auf die sich die Übung bezieht.
- Nach Auflösung der Spannung spüren Sie nach, wie diese Körperregion sich nun anfühlt, und atmen einige Male ruhig ein und aus.
- Nun wiederholen Sie den Vorgang in der nächsten Körperregion. Meistens wird mit Händen oder Füßen begonnen und nach und nach die Körpermitte oder das Gesicht angesteuert.
- Sie führen die Entspannungsübungen weiter aus, bis Sie einschlafen oder den gewünschten Entspannungszustand erreicht haben.

Während Sie diese Übungen ausführen, können Sie kaum an anderes denken. PMR im Liegen hilft daher vielen in den Schlaf. Wer öfter PMR praktiziert, kann die Muskel(ent)spannung auch im Gehen, Sitzen oder beim Autofahren einsetzen, ohne dass Außenstehende es merken. Dann hilft diese Technik dabei, längere Zeiten im Zahnarztstuhl oder Stau gut durchzustehen.

**Mit „Om“ Verspannungen lösen** – viele Menschen mit einem hohen Belastungspensum sowie chronisch Kranke schätzen die Meditation. Hier steht das Vorbeiziehenlassen aller Alltagsgedanken, die Ablösung von Eindrücken von außen, eine tragende Rolle. Ruhig atmend und in entspannter Sitz- oder Liegehaltung finden Meditierende zur Ruhe, manchmal sogar in eine Trance oder in den Schlaf.

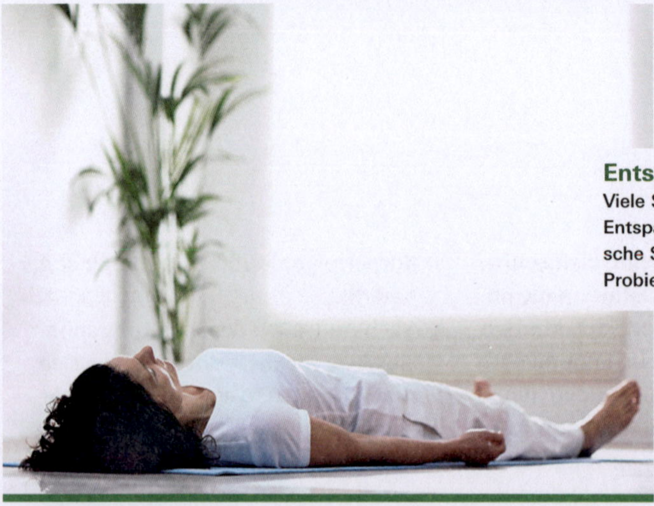

**Entspannen hilft!**
**Viele Studien sprechen dafür, dass Entspannungstechniken chronische Schmerzen lindern können. Probieren Sie es aus!**

## Autogenes Training

Beim Autogenen Training geht es ebenfalls um Anspannung und Entspannung, allerdings sind die Vorgaben vielfältiger und daher komplizierter. Hier kann Ihnen eventuell ein Trainer helfen.

- Für die Übungen sitzen Sie in der sogenannten „Droschkenkutscher-Haltung“ (im freien Sitz mit Abstützen der Ellbogen auf den Oberschenkeln) oder liegen auf dem Rücken.
- Sie konzentrieren sich nacheinander auf Sätze wie „Ich bin vollkommen ruhig“, „Mein rechter Arm ist ganz warm“ oder auch „Mein Herz schlägt ganz ruhig“.
- Nach mehrfacher Wiederholung tritt das Gedachte und Gewünschte meistens ein.

Manche Menschen bevorzugen die Progressive Muskelentspannung, weil sie besonders schnell in Fleisch und Blut übergeht. Kleine, konzentrierte Bewegungen auszuführen fühlt sich zudem an wie (einfacher) Sport. Das Autogene Training hingegen verlangt äußerliche Reglosigkeit bei größerer geistiger Flexibilität.

## Den richtigen Trainer finden

Alle Entspannungstechniken lassen sich in Rehakliniken, Selbsthilfegruppen, Volkshochschulen, Sportvereinen und Onlinekursen erlernen. Die gesetzlichen Krankenkassen übernehmen oft einen Teil oder sogar die ganzen Kosten für Kurse bei qualifizierten Trainern. Zahlreiche wissenschaftliche Studien bestätigen, dass Entspannungstechniken innere Unruhe reduzieren, Anspannung lösen und chronische Schmerzen lindern. Weil sie das Stressempfinden herunterregulieren und sanft gegen Schlafstörungen helfen können, beeinflussen sie das Schmerzempfinden auf mehrfache Weise gleichzeitig.

## Schlafen Sie gut?

Leider ist es nicht einfach, mit starken Arthroseschmerzen eine angenehme Position zum Einschlafen und eine erholsame Nachtruhe zu finden. Bei ungünstigen Bewegungen im Schlaf wachen Sie womöglich auf. Kommt es infolgedessen zu andauerndem Schlafmangel, verstärkt dieser die Beschwerden. Denn je weniger der Mensch schläft, desto mehr sinkt die Schwelle, ab der Kälte-, Hitze-, Druck- und andere Reize als schmerzhaft empfunden werden.

### Das richtige Schlafmaß

Genug zu schlafen kann dazu beitragen, dass Ihr Arthroseschmerz abnimmt und dass aus akuten keine chronischen Beschwerden werden. Ihr Schmerzgedächtnis wird im Schlaf ein Stück weit überschrieben. Die Nachtruhe wirkt entzündungshemmend, genesungsfördernd und stärkt die Seele. Umgekehrt neigen Menschen nach längerem Schlafmangel zu psychosomatischen Schmerzen ohne erkennbare Ursache, zu Unkonzentriertheit sowie zu Schwindelattacken. Als optimales Schlafmaß gelten sieben bis acht Stunden. Doch natürlich gibt es individuell große Unterschiede. Analysieren Sie am besten, nach wie vielen Stunden Nachtruhe Sie sich leistungsfähig fühlen und wann Sie morgens erwachen, wenn kein Wecker gestellt ist.

### → Rituale für angenehme Müdigkeit

Studien belegen, dass es Ihre Schlafqualität fördern kann, wenn Sie Ihr Bett nicht zum Arbeiten, Essen, Online-Banking etc., sondern nur als Erholungsstätte nutzen. Die körperliche Liebe ist natürlich erlaubt – sie entspannt und begünstigt die Nachtruhe. Auch das Lesen von Unterhaltungsliteratur empfinden viele als schlaffördernd.

### Genug Schlaf, trotzdem erschöpft?

Wenn Sie in Stunden gerechnet genug Schlaf bekommen, aber dennoch müde sind, kann Ihre Hausärztin nach Ursachen dafür suchen, zum Beispiel einer Hormon-

**Neues aus der Wissenschaft:** Im Jahr 2019 zeigte eine Studie aus dem kalifornischen Berkeley, dass bereits eine einzige durchwachte Nacht das Schmerzempfinden deutlich steigert. Eine Gruppe von Erwachsenen wurde erst ausgeschlafen, später nach einer Nacht ganz ohne Schlaf mit hohen Temperaturen um 60 Grad Celsius konfrontiert. In der Magnetresonanztomografie zeigte sich eindrucksvoll, dass die Schmerzzentren im Gehirn im übernächtigten Zustand früher aktiviert wurden. Die Teilnehmer ertrugen Hitze ausgeschlafen deutlich länger.

Checkliste

## So schlafen Sie besser

Schlafforscher und Psychologen kennen viele Tricks und Kniffe, die die Nachtruhe fördern. Probieren Sie die folgenden Rituale aus:

- ☐ wenn möglich, täglich etwa zur selben Zeit ins Bett gehen
- ☐ auf eine angenehme Raumtemperatur und genug Sauerstoff im Schlafzimmer achten (lüften!)
- ☐ ab dem Nachmittag auf aufputschende Getränke wie Kaffee, Schwarztee oder Cola verzichten
- ☐ keinen oder wenig Alkohol trinken – wenn, dann früh am Abend
- ☐ in den Stunden vorm Schlafen auf spannungsgeladene Fernsehsendungen verzichten
- ☐ Tablet und Smartphone in den Abendstunden auf den Nachtmodus stellen – der hohe Blauanteil der Displaybeleuchtung hält wach.
- ☐ Entspannungsrituale einführen, zum Beispiel Dehnübungen, aufsteigende Fußbäder oder Nachtspaziergänge
- ☐ bei Einschlafproblemen eine Entspannungstechnik lernen und anwenden: Autogenes Training, Progressive Muskelentspannung nach Jacobson bzw. Meditation
- ☐ bei Durchschlafstörungen nicht zu viel grübeln; tief und ruhig atmen, gegebenenfalls Entspannungstechniken anwenden, weiterschlafen
- ☐ bei hartnäckigen Einschlafstörungen hinterfragen, was daran schuld sein könnte; Medikamente, Zigaretten oder zuckerreiche „Betthupferl" rauben einigen die Nachtruhe

störung. Sie kann Ihnen auch Schlafmittel verschreiben, die Sie so kurz wie möglich anwenden.

Ist Ihr Nachtschlaf ausreichend, aber nicht erholsam, kann Schnarchen mit Atemaussetzern (Schlafapnoe) eine Ursache sein. Das wird in Untersuchungen und gegebenenfalls im Schlaflabor überprüft. Auch hier gibt es inzwischen einige Therapiemöglichkeiten, zum Beispiel Schnarchschienen und Schlafmasken. Verbessert sich Ihre Schlafqualität, wiegt die Belastung durch die Herausforderungen Ihres Alltags – inklusive Arthrose – gleich halb so schwer.

# Stellen Sie weitere Weichen

Nicht nur Schlaf und Stress, sondern auch handfeste Faktoren wie Ihr Zuhause und Ihr Arbeitsplatz beeinflussen den Arthroseschmerz. Auch hier können Sie schnell viel ändern.

→ **Denken Sie noch mal in Ruhe darüber nach,** zu welchen Zeiten und bei welchen Tätigkeiten Ihre Arthrose Sie besonders belastet. Und führen Sie sich auch vor Augen, wo Sie sich in der Regel befinden, wenn das so ist. Ist es tatsächlich das Treppenlaufen, das über die Maßen schmerzt? Bei vielen Menschen mit Knie- oder Hüftarthrose sind Treppen nicht besonders belastend, solange sie das Tempo, sie zu nehmen, selbst bestimmen dürfen. Solange sich in den Kniegelenken noch ein wenig Knorpel befindet, ist das Treppenlaufen sogar vorteilhaft. Mit jedem Schritt fördern Sie die Produktion und Verteilung Ihrer Synovia, also der Gelenkschmiere, die Ihren Knorpel nährt und schützt. Erst mit Knochenglatze (Knochen reibt an Knochen) und versteiften Knien wird es schwierig mit den Treppen – dann sind Rampen, ein Treppenlift oder ein Umzug in ein Erdgeschoss Gold wert. Oder aber die Entscheidung fällt doch zugunsten eines künstlichen Kniegelenks.

### Viel Platz, keine Stolperfallen

Könnten Ihre Gelenke sich ein Zuhause wünschen, so wäre es weitläufig und hätte einen Garten oder Hof – Ihrer Aktivität zuliebe. Stolperfallen, wie niedrige Stufen, Absätze, Teppiche oder Läufer, gäbe es nicht. So wäre Ihr Risiko für Arthrose begünstigende Stürze geringer. Alle Türen hätten große Knäufe oder Griffe und gingen mit geringem Druck auf, um Ihre Fingergelenke zu schonen. Stühle und Sofas wären so geformt, dass sie die Wirbelsäule unterstützen und die Haltung der Knie im rechten Winkel fördern.

---

**Die geeignete Matratze für erholsamen Schlaf:** Die Stiftung Warentest testet regelmäßig unterschiedliche Matratzen und deren Qualität. Dabei berücksichtigt sie die Schlaflage und auch Gewicht sowie Größe der Personen. Alle Tests sind unter www.test.de umfangreich für Sie aufbereitet.

### Komfortabel schlafen

Zum schönen Zuhause gehört auch ein bequemes Bett. Bei Bewegungseinschränkungen der Knie tun Betten in der sogenannten Komforthöhe gut, also einer Rahmenhöhe von 55 bis 70 Zentimetern. Diese Höhe lässt sich mit speziellen Bettrahmen, Boxspring- oder Wasserbetten leicht erreichen. Da Wasserbetten beheizt werden können, werden sie von einigen von Arthrose Betroffenen sehr geschätzt. Auch dass die Druckpunkte normaler Matratzen im Wasserbett entfallen, kommt vielen entgegen. Doch hochwertige Lattenroste, Matratzen und Topper (das sind spezielle, dünne Matratzen-Auflagen) regulärer Betten helfen ebenfalls, den Druck gelenkschonend zu verteilen.

### Kleine Alltagshelfer

Ein ebenso einfaches wie niederschwelliges Angebot sind Maschinen und mechanische Hilfen, die Menschen mit Bewegungseinschränkungen mehr Unabhängigkeit schenken. Von langen Greifhilfen über Griffverdicker für Besteck und Zahnbürsten bis hin zu Stumpfanziehern – viele Menschen mit Arthrose nutzen diese Hilfen im Alltag bereits. Im Sanitätshaus, bei Internetanbietern speziell für Menschen mit Handicaps bzw. Senioren sowie in Selbsthilfegruppen erhalten Sie maßgeschneiderte Empfehlungen.

### Für Essen und Trinken

Wenn Ihnen der Arthrose wegen öfter die Kraft in den Händen fehlt, um Flaschen, Schraubgläser oder Dosen zu öffnen, sollten Sie Flaschenöffner oder Multi-Deckelöffner für Senioren ausprobieren. Es gibt Produkte für Sprudel- wie Bierflaschen, Dosen wie Einmachgläser. Sie sind so geformt, dass sie die Kraft Ihrer Finger um ein Vielfaches verstärken und Ihre Gelenke schonen. Griffverstärker bzw. Griffverdicker, in der Mitte hohle Kunststoffnudeln, machen Zahnbürsten, Besteck, Werkzeug und Stifte leichter führbar.

### Unterstützung beim Anziehen

In Sanitätshäusern finden sich zahlreiche Strumpf- und Socken-Anziehhilfen, die ihren Nutzern einen Teil der Arbeit abnehmen. Sie haben entweder Gestelle, durch die hindurch Sie in Ihren Strumpf hineinschlüpfen können, oder verfügen über Bänder mit Griff-Schlaufen zum Hochziehen. Es empfiehlt sich, im Sanitätshandel vor Ort auszuprobieren, was zu den eigenen Fähigkeiten und Vorlieben passt.

### Den Haushalt im Griff

Im Haushalt haben Sie für jede Aufgabe mehrere Optionen, die Ihren Alltag erleichtern können. Wird zum Beispiel das Bücken zum Problem, können ergonomische Greifhilfen Ihnen manche Bewegung abnehmen.

Für alle mit erheblichen Alltags-Beeinträchtigungen gilt: Beantragen Sie bei Ihrer Pflegekasse einen Pflegegrad. Sollte Ihnen ein Pflegegrad von 1 oder höher zugestanden werden, kann der damit verbundene

**Rasenmäherroboter, Staubsauger- und Wischroboter** nehmen immer mehr Menschen Arbeit ab. Der letzte Leistungs- und Sicherheitsvergleich der Stiftung Warentest (Heft 4/2020) bescheinigte den Rasenmährobotern durchgehend solide Mähleistungen. Weil sie für im Gras spielende Kinder nicht ausreichend Schutz boten, bekamen aber selbst die besten Mähroboter maximal die Note „befriedigend". Während Saugroboter (Heft 12/2020) teilweise als „gut" bewertet wurden, schafften die besten Wischroboter (Heft 1/2020) nur ein „befriedigend".

Entlastungsbeitrag ab und zu eine Haushaltshilfe finanzieren.

### Arbeite lieber ergonomisch

Arthrose im Alter von 25, 30 oder 40 Jahren ist nicht ungewöhnlich. Gerade sportliche Menschen bekommen die Diagnose nicht selten, während sie voll im Berufsleben stehen. Gut zu wissen: Sie haben ein Recht auf einen ergonomischen Arbeitsplatz. Dieser schützt nicht nur Ihre Gelenke, sondern auch den Rest des Körpers vor der Überlastung und hält Sie lange leistungsfähig.

Immer mehr Unternehmen arbeiten mit Ergonomieberatern zusammen. Diese inspizieren einmal im Jahr Büros, Werkstätten und Produktionshallen und schlagen vor, was im Sinne der Gesundheit zu ändern wäre. In größeren Unternehmen ist es Pflicht. In der kleinen Firma oder wenn Sie als Selbstständiger Ihren Arbeitsplatz einrichten, müssen Sie sich selbst darum kümmern. Als Selbstständiger oder im Homeoffice können Sie die Kosten für Beratung, Möbel, weitere Ausstattung etc. in Ihrem Arbeitszimmer unter Umständen steuerlich geltend machen. Erkundigen Sie sich bei Ihrer Steuerberaterin.

### Arbeitgeber in die Pflicht nehmen

Sind Sie angestellt, so hat Ihr Arbeitgeber die Pflicht, Sie vor Überlastung zu schützen. Denn auch auf der Baustelle, in der Fabrikhalle oder in der Pflege gibt es Möglichkeiten, die Gelenke zu entlasten. Mal helfen bestimmte Hocker, Maschinen oder Vorrichtungen, Lasten besser zu verteilen und die Anspannung zu unterbrechen. Mal sind es Übungen zwischendurch, die die Muskulatur und die Faszien stärken. Auch Orthesen, die Gelenke stabilisieren und schützen, sind eine Option (siehe S. 148). Maßgeschneiderte Tipps für viele Berufe finden Sie im Internet bei der Berufsgenossenschaft für Gesundheitsdienst und Wohlfahrtspflege in Broschüren, die Sie herunterladen oder bestellen können: www.bgw-online.de. Sprechen Sie Ihren Arbeitgeber auf Ihre Be-

Checkliste

## Der gelenkfreundliche Büroarbeitsplatz

Ran an den Arbeitsplatz! Manchmal reichen kleine Anpassungen, manchmal braucht es neue Möbel.

- ☐ Planen Sie von unten nach oben: Bodenbelag, Kabelführung (Vorsicht Stolperfallen!), Stuhl, Schreibtisch etc.
- ☐ Denken Sie an Ablageflächen auf verschiedenen Höhen.
- ☐ Ober- und Unterschenkel sollten beim Sitzen einen 90-Grad-Winkel zueinander bilden. Das längere Abknicken der Knie sollten Sie vermeiden.
- ☐ Auf dem Stuhl sollten Sie bequem die ganze Sitzfläche nutzen und sich anlehnen können. Wenn möglich, testen Sie unterschiedliche Stuhlmodelle.
- ☐ Bilden Ober- und Unterarm beim Auflegen auf die Armlehnen einen 90-Grad-Winkel, beugt das Verspannungen vor.
- ☐ Anhaltspunkte für die beste Schreibtischhöhe je nach Körpergröße finden Sie unter www.blitzrechner.de
- ☐ Ihr Monitor sollte mindestens eine Armlänge von Ihnen entfernt sein.
- ☐ Nehmen Sie sich für die Auswahl Ihrer Tastatur, der Maus und des Mousepads viel Zeit.
- ☐ Achten Sie darauf, dass Ihr Arbeitsplatz gleichmäßig, aber nicht zu grell ausgeleuchtet ist.
- ☐ Stehpulte tun vielen mit Rückenproblemen gut, ideal ist jedoch der Wechsel zwischen Sitzen, Stehen und Herumlaufen.

schwerden an und bitten Sie um die Anpassung Ihres Arbeitsplatzes. Bei starken Bewegungseinschränkungen und chronischen Schmerzen ist ein Antrag auf Schwerbehinderung möglich. Ab einem Grad der Behinderung von 50 haben Sie Anspruch auf einen Nachteilsausgleich im Beruf, zum Beispiel Kündigungsschutz und Zusatzurlaub. Der Sozialverband VdK Deutschland e.V., www.vdk.de, informiert umfassend.

# Schnelle Hilfe bei akuten Schmerzen

Trotz Entspannung und genug Schlaf brauchen arthrotische Gelenke manchmal Extra-Fürsorge. Vielen helfen bewährte Hausmittel, manchen die Komplementärmedizin.

**Der Bausteinkasten zum besseren Umgang** mit quälenden Schmerzen ist besonders groß. Nicht vergessen sollten Sie die Hausmittel: Schon zu Großmutters Zeiten konnten Auflagen, Wickel und das Kneten warmer Linsen Gelenkbeschwerden zuverlässig eindämmen. Heute ist das Angebot noch viel größer, und auch wissenschaftliche Studien belegen, dass Hausmittel helfen.

Aber auch Behandlungen bei Osteopathen oder Chirotherapeuten haben schon vielen von Arthrose Betroffenen Linderung verschafft. Ob Akupunkturnadeln, Blutegel oder Gelenkmobilisierungen – wenn die Schmerzen (zumindest vorübergehend) weichen, spricht nichts dagegen. Bei entsprechender Indikation oder im Rahmen von Modellversuchen bezahlen die Krankenkassen einige der Angebote.

Viele Schmerzpatienten sträuben sich gegen die Empfehlung einer Psychotherapie. Dabei leistet sie tatsächlich gute Dienste, wenn es darum geht, mit einer belastenden Lebenssituation – wie einer chronischen Erkrankung – zurechtzukommen.

## Kohlwickel bewähren sich

Kohlwickel oder -auflagen sind wohl der Klassiker unter den natürlichen Arthrose-Mitteln. Sie bauen zwar den Knorpel nicht wieder auf, lindern aber bei vielen die Schmerzen in Knie, Hüfte und Wirbelsäule. Am besten eignen sich dazu die saftigen Außenblätter von Wirsing oder Weißkohl. Nach dem Waschen und Abtupfen werden sie von der starren Mittelrippe befreit, plattgewalzt, sodass etwas Saft austritt, und danach auf das schmerzende Gelenk aufgebracht. Ein Tuch (zum Beispiel aus Molton) dient zum Fixieren. Die optimale Einwirkzeit liegt zwischen eineinhalb Stunden und einer Nacht. Kohlwickel und -auflagen können Sie jeden Tag aufbringen.

### → Hausmittel mit bestätigter Wirkung

Im Jahr 2016 fanden Forscher aus Essen heraus, dass Kohlwickel die Symptome der Gonarthrose so effektiv lindern wie Schmerzgel mit Diclofenac. Der Schmerz und die Beweg-

**Kalte Auflagen, Wickel, Erbsen oder Linsen** eignen sich prinzipiell für jedes Stadium der Arthrose – auch für die aktivierte Arthrose (siehe S. 13). Kälte drosselt den Stoffwechsel und kann Schmerzen betäuben. Sind die Gelenke nicht entzündet und die Beschwerden deuten eher auf Verspannungen hin, werden warme Wickel oder Auflagen oft als angenehmer empfunden. Wer auch dann Kälte bevorzugt, darf natürlich weiterhin Kühles anwenden.

lichkeit der Gelenke verbesserten sich in beiden Gruppen in ähnlichem Umfang. Vier Wochen lang bekamen je 27 Teilnehmer täglich Kohlwickel, Schmerzgel oder gar keine lokale Behandlung. Noch nach drei Monaten ging es den Kohlwickel- und Diclofenac-Gruppen signifikant besser als der Kontrollgruppe.

### Quark kühlt

Ebenso beliebt sind Wickel sowie Auflagen mit kühlschrankkaltem Quark. Gerade bei aktivierter Arthrose mit heißen Gelenken bewähren sie sich. Je nach Vorliebe kann der Quark direkt auf das Gelenk aufgetragen und dann mit einem Verband oder Tuch umwickelt werden – oder er wird in ein größeres Handtuch eingeschlagen, mit dem Sie das Gelenk umwickeln. So kommt die Haut nicht mit dem Quark in Kontakt. Die Einwirkzeit dauert an, bis der Quark warm bzw. bröckelig geworden ist (1 bis 3 Stunden). Je nachdem wie es Ihnen geht, kann die Behandlung mehrfach direkt hintereinander wiederholt werden.

### Warme Linsen, kalte Erbsen

Speziell für die Arthrose der Fingerend- oder -mittelgelenke wurde das Linsenkneten erfunden. Bei aktivierter Arthrose bzw. einer Vorliebe für Kälte sollten die getrockneten Linsen aus dem Kühlschrank kommen. Wenn Sie sich mit Wärme wohler fühlen, dürfen Sie die getrockneten Linsen oder Erbsen zwanzig Minuten im Backofen oder wenige Sekunden in der Mikrowelle erwärmen. Füllen Sie sie anschließend in eine große Schüssel und kneten Sie behutsam gegen den Widerstand, bis Sie sich beweglicher fühlen. Diese Übung ist mehrmals täglich möglich.

### Besondere Therapeuten und Therapien

Neben Hausarzt, Orthopäde und Physiotherapeut gibt es noch andere Experten aus Heilberufen, die Menschen mit Arthrose helfen können. Darunter befinden sich

Fachärzte mit Zusatzausbildung, etwa Chirotherapeuten und Manualmediziner. Doch auch Heilpraktiker oder Physiotherapeuten, die sich darauf spezialisiert haben, und Osteopathen mit und ohne Studium widmen sich oft schmerzenden Gelenken. Ob sich diese Therapiemöglichkeiten für Sie eignen, müssen Sie für sich herausfinden. Meistens müssen Patienten die Kosten selbst tragen (siehe rechts).

### Chirotherapie und Manualmedizin

Chirotherapeuten und Manualmediziner sind Ärzte, die sich fortgebildet haben und auf ähnliche Weise behandeln. Manchmal werden beide Begriffe als Synonyme verwendet, doch grundsätzlich widmet sich die Chirotherapie vor allem der Wirbelsäule und den Gelenken, während die Manuelle Medizin auch Muskeln, Bänder, Sehnen etc. miteinbezieht. Beide Behandlungsweisen sind eine Weiterentwicklung dessen, was man früher als „Einrenken" kannte – unter anderem blockierte Gelenke mit gezielten Griffen zu mobilisieren, allerdings mit sanfteren, fließenderen Bewegungen als früher. Jeder Behandlung geht eine umfangreiche Untersuchung und Anamnese voraus.

Neben Chirotherapeuten gibt es auch Chiropraktiker – in der Regel sind es Heilpraktiker, die sich fortgebildet haben – sowie Chiropraktoren, die ein Vollstudium im Ausland absolviert haben. Am besten fragen Sie vor Behandlungsbeginn Ihren Therapeuten, wo und wie intensiv er ausgebildet wurde und was seine Behandlungsschwerpunkte sind.

### → Kosten übernommen

Die gesetzlichen Krankenkassen übernehmen die Therapiekosten in der Regel nur bei einem Chirotherapeuten oder einem Manualmediziner, der gleichzeitig Arzt ist. Bitte denken Sie daran: Jeder dieser Therapien muss anhaltende Bewegung zu Hause folgen, damit der Erfolg erhalten bleibt.

### Osteopathie

In der Osteopathie sind Ärzte, Heilpraktiker und Osteopathen nach Vollstudium tätig – zusätzlich qualifizieren sich auch Physiotherapeuten in dieser Heilkunde fort. Auch in der Osteopathie wird mit den Händen untersucht und therapiert. Ziel der besonderen Griffe sind hier allerdings die Faszien, die die Organe und Muskeln umgeben und den gesamten Körper durchziehen. Da sie alles verbinden, können die Faszien (aus dem Lateinischen fascia für Band, Bandage) aus Sicht der Osteopathen viele Informationen vermitteln.

Mit den speziellen Grifftechniken will die Osteopathin die Selbstheilungskräfte anregen, verengte Strukturen befreien sowie Fehlstellungen und Verspannungen entgegenwirken. Muskuläre Dysbalancen können aufgelöst werden. Für anhaltende Erfolge ist allerdings zusätzlich ein Training im Alltag

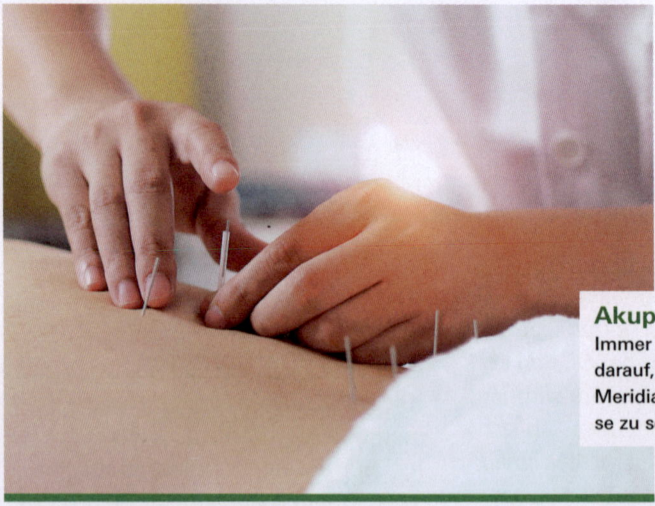

**Akupunktur bei Arthrose**
Immer mehr Ärzte verstehen sich darauf, mit hauchfeinen Nadeln an Meridianen (Energiebahnen) Impulse zu setzen.

nötig. Osteopathische Behandlungen dauern meistens eine Stunde oder länger – nur ein Teil der gesetzlichen Krankenkassen übernimmt die Kosten. Manchmal bringt schon eine Sitzung eine Verbesserung, manchmal braucht es acht oder mehr Termine. Fragen Sie Ihre Hausärztin oder Ihren Orthopäden nach Osteopathen in Ihrer Nähe, die regelmäßig Patienten mit Arthrose behandeln.

### Akupunktur

Die Akupunktur, entlehnt aus der Traditionellen Chinesischen Medizin (TCM), erfreut sich großer Beliebtheit in der Arthroseschmerzbehandlung. Wer vor den Nadeln Angst hat, kann auf die Laser-Akupunktur oder die Drucktechnik Akupressur ausweichen. Die genaue Wirkweise ist noch unklar – eine Theorie besagt, dass durch die Nadelstiche Glückshormone (Endorphine) ausgeschüttet werden. Tierversuche legten nahe, dass durch den Reiz ein schmerzlinderndes Molekül freigesetzt wird. Einige Studien zeigen Effekte der Akupunktur vor allem bei Kniearthrose, bei der noch Restknorpel vorhanden ist. Schmerzreduktion und verbesserte Beweglichkeit halten in der Regel häufig mehrere Monate an. Bei Kniearthrose zahlen die meisten gesetzlichen Krankenkassen bis zu zehn Sitzungen, bei chronischen Schmerzen der Wirbelsäule ebenso.

### Behandlungen mit Blutegeln

Sowohl Ärzte als auch Heilpraktiker bieten immer häufiger die Blutegeltherapie an – ein Verfahren der Naturheilkunde, für das Patienten selbst bezahlen. Sie wird angewendet bei Arthrose in den Knie-, Hand-, Daumensattel- und Fußgelenken. Mehrere der Tiere beißen sich rund um das arthrotische Gelenk durch die Haut, was vom Schmerz her einem Mückenstich gleicht, und saugen für etwa eine Stunde Blut. Sind sie gesättigt, fallen sie ab. Da ihr Speichel blutverdünnende und entzündungshemmende Eigenschaften hat, berichten viele Patienten hinterher von einer Linderung der Beschwerden und mehr Beweglichkeit. Die Therapie sollte nur von Fachpersonal in einer Praxis angewendet werden, da Nachblutungen nicht ausgeschlossen sind.

Checkliste

## Hausaufgaben für Ihr Endlich-schmerzfrei-Programm

Nun ist es Zeit, Ihren Ordner wieder herauszuholen und Ihr Programm zu ergänzen. Dazu gibt es Hausaufgaben für Woche 1.

- ☐ Nehmen Sie Ihren Wochenplan zur Hand – diese Woche geht es um Ihre Strategie zur akuten Schmerzlinderung.
- ☐ Wählen Sie aus diesem Kapitel Hausmittel, die Sie ab sofort gegen Ihre Arthroseschmerzen einsetzen. Notieren Sie täglich die Uhrzeit(en).
- ☐ Sofern Sie Schmerzmittel nehmen wollen oder sollen, verschaffen Sie sich in Kapitel 6 einen Überblick. Notieren Sie im Wochenplan jeweils Tag, Uhrzeit und Dosis.
- ☐ Befragen Sie zu jedem Medikament Ihre Ärztin oder Ihren Apotheker und lesen Sie den Beipackzettel. Wenn Sie etwas verunsichert, fragen Sie vor der Einnahme nach.
- ☐ Geht es Ihnen schlecht mit einer Therapie, suchen Sie Ihren Arzt auf.
- ☐ Nach ein bis zwei Wochen sollte eine Linderung auftreten, sonst ist die Therapie die falsche.
- ☐ Zeichnen oder kopieren Sie eine Schmerzskala und legen Sie sie in Ihrem Endlich-schmerzfrei-Ordner ab, um fortan mit Ärzten und Angehörigen leichter kommunizieren zu können.
- ☐ Falls Sie Schlafstörungen haben: Probieren Sie mindestens drei Tipps aus der Liste „So schlafen Sie besser" (siehe S. 62) aus.
- ☐ Suchen Sie sich ein Entspannungsritual für Pausen bzw. Abende aus.
- ☐ Prüfen Sie, ob komplementärmedizinische Angebote in Ihrer Region, wie Blutegeltherapie oder Osteopathie, für Sie infrage kommen.
- ☐ Suchen Sie die Telefonnummer je einer Praxis für Psychotherapie und Spezielle Schmerztherapie in Ihrer Nähe heraus und heften Sie sie in Ihrem Ordner ein.
- ☐ Sollten Sie bereits Sport treiben oder regelmäßige Physiotherapietermine haben, tragen Sie bitte auch diese in Ihren Wochenplan ein. Notieren Sie, wie Sie sich nach jeder Therapie fühlen.

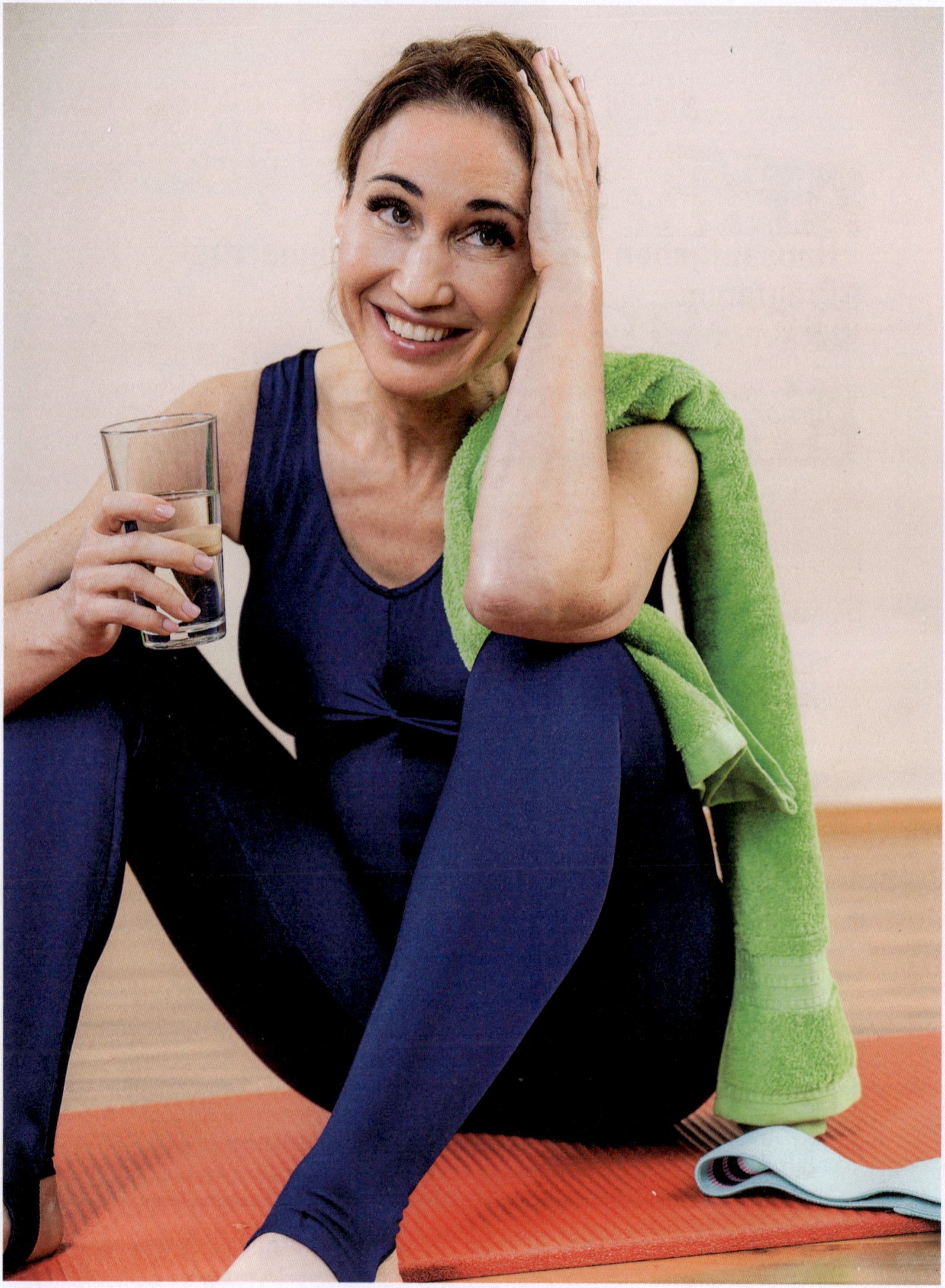

# Arthrose braucht Bewegung!

**Es klingt widersprüchlich: Alles tut viel zu weh, um sich zu bewegen. Gleichzeitig spricht jede Studie dafür, dass Bewegung die wirkungsvollste Therapie ist. Entdecken Sie die Sportarten und Übungen, die zu Ihnen passen und Ihnen guttun.**

→ **Nur in wenigen Fällen** sind Patienten mit Arthrose im Bett (vorerst) am besten aufgehoben. Denn Bewegung hält mobil. Sie hat eine Dreifachwirkung: Erstens beseitigt sie manche Schmerzursachen – wie Verspannungen – direkt. Zweitens kurbelt sie die Selbstheilungskräfte an. Drittens hebt sie die Stimmung, und Sie fühlen sich automatisch fitter.

Bei Arthrose kommen der körperlichen Betätigung aber noch weitere Funktionen zu: Wer sein Gelenk behutsam, aber regelmäßig beansprucht, sorgt dafür, dass die Synovia, die Gelenkschmiere, wieder fließt. Ist noch Knorpel vorhanden, hilft die Synovia, ihn länger zu erhalten. Nutzen daraus ziehen auch die Bänder, Sehnen und Muskeln, die an das arthrotische Gelenk angrenzen. Bewegung stärkt sie und hält sie elastisch, sodass sie das Gelenk in seinen Aufgaben unterstützen. Sie stabilisieren die Gelenkkapsel und sorgen für eine gleichmäßige Verteilung des Drucks. So schützen sie das Gelenk vor der Überbelastung. Fazit: Nichts bremst das Voranschreiten einer Arthrose so erfolgreich wie Bewegung.

# Alles beginnt bei den Muskeln, Bändern und Faszien

Wenn Sie die Muskeln und Bindegewebsstrukturen in Ihrem Körper unterstützen, tun Sie automatisch etwas für Ihre Gelenkgesundheit und gegen Schmerzen.

**Ihren Faszien, Sehnen und Bändern ist zu verdanken,** dass Sie sich überhaupt bewegen können und in Ihrem Körper alles am richtigen Platz hängt oder liegt. Alle zählen zu den Bindegeweben, und alle haben wichtige Aufgaben. So braucht es die Sehnen, um Muskelkraft auf die Knochen zu übertragen. Ohne Bänder könnten die Gelenke sich nicht sinnvoll bewegen, und manch ein Organ wäre nicht dort fixiert, wo es hingehört. Die flächigen Faszien (von lateinisch fascia für Band, Bandage) sind unter anderem dafür da, Ihre Muskeln zu schützen und ihnen Struktur zu geben. Faszien organisieren sich in sogenannten myofaszialen Ketten, also Muskel-Faszien-Ketten, die alle Muskeln im Körper miteinander verbinden.

Diese Verbindungen sind auch der Grund dafür, dass Massagen, Osteopathie oder ähnliche Therapien oft nicht genau dort erfolgen, wo sich ein Verschleiß oder eine Fehlstellung befindet, sondern in ganz anderen Körperregionen. Trotzdem sorgen sie dann am Ort des Schmerzgeschehens für Linderung.

### Die Faszien, Freund und Helfer gesunder Muskeln

Ihre Muskeln sind von Faszien durchzogen und umgeben. Dieses Netz aus Bindegewebe schützt sie und unterstützt sie in ihrer Funktion. Wie sie aussehen, wissen Sie, wenn Sie ab und zu Geflügel zubereiten: Sicherlich schneiden auch Sie diese durchsichtigen bis weißen, zähen, flächigen oder bandförmigen Gewebe aus dem Fleisch heraus. Für den lebendigen Organismus ist diese Zähigkeit wichtig, damit die Faszien ihre Funktion erfüllen.

Für optimal versorgte Faszien muss sowohl die Nährstoffversorgung als auch die Durchblutung stimmen. Darum wurden jede Menge Hilfsmittel, wie Rollen, Stäbe und Bälle aus Kunststoff, auf den Markt gebracht, die die flächigen Faszien massieren, dort gestaute Flüssigkeit herausdrücken und damit buchstäblich „entfilzen" sollen.

### → Nicht nur von außen

Fakt ist: Die Faszien sind ein sehr dynamisches Gewebe, das auch Dynamik in Form von großen, umfassenden Bewegungen benötigt. Denn das fördert die Gleitfähigkeit der einzelnen Faszienschichten untereinander. Unser westlicher Lebensstil, das viele Sitzen, das einseitige Essen sowie ein Mangel an Sport lassen einige Faszien tatsächlich verhärten und unflexibel werden. Massagen von außen erreichen aber nur einen winzigen Teil des Fasziennetzwerks.

Am meisten nützt Ihren Faszien Bewegung des gesamten Körpers, eine gute Ernährung (siehe S. 111) und ausreichende Zufuhr von Flüssigkeit. Setzen Sie auf Übungen, die das maximale Bewegungsausmaß der Faszien ermöglichen, wie die Dehn- und Kräftigungsübungen ab S. 92. Denn nur bei regelmäßiger maximaler Spannung und Entspannung des faszialen Gewebes entwickeln sich die Fasern langfristig so, wie sie sollen. Dann bleiben auch die Nozizeptoren in den Faszien stumm, nichts schmerzt.

### Sinn und Zweck der Faszienrollen

Faszienrollen, Massagestäbe oder Faszienbälle regen die Durchblutung an, wichtiger noch: Sie wecken die Neugier auf Gymnastik und können bei richtiger Anwendung ein schnelles Wohlgefühl schenken. Wenn Sie Faszienrollen, -bälle und -stäbe gegen den Arthroseschmerz nutzen möchten, kann das sehr hilfreich sein. Sie sollten das Training mit diesen Hilfsmitteln jedoch zunächst unter Anleitung eines Therapeuten erlernen. Wichtig bei der Anwendung zu Hause ist:

1. nur dort zu rollen, wo sich viel Muskelgewebe befindet
2. niemals über Knochen rollen
3. langsam und selten, aber bewusst rollen, damit die Rolle tief ins Gewebe eintauchen kann

### Mit Faszienrollen ins Training finden

Wenn Sie eine Faszienmassage in Ihr Training integrieren möchten, gibt es noch ein paar Punkte zu beachten. Faszienforscher betonen: Durch den gezielten intensiven Druck können im Körper durch Glukose und Proteine gebundene Flüssigkeiten verdrängt und abtransportiert werden. Anschließend wird das Gewebe von neuer, nährstoffreicher Flüssigkeit durchspült. Um diesen Prozess weiter zu unterstützen, sollten Sie die Rolle immer herzfern ansetzen und zum Herz hin bewegen.

Für den Anfang gehen Sie am besten jene Partien Ihres Körpers an, die besonders verspannt sind. Viele empfinden es zum Beispiel als wohltuend, sich rücklings auf eine handelsübliche Faszienrolle zu legen, sodass die Rolle quer unter der Brustwirbelsäule liegt – der Kopf wird mit den Händen abgestützt, das Becken bleibt auf dem Boden. Massieren Sie Ihren oberen Rücken durch langsames, kräftiges Rollen zum Herzen hin.

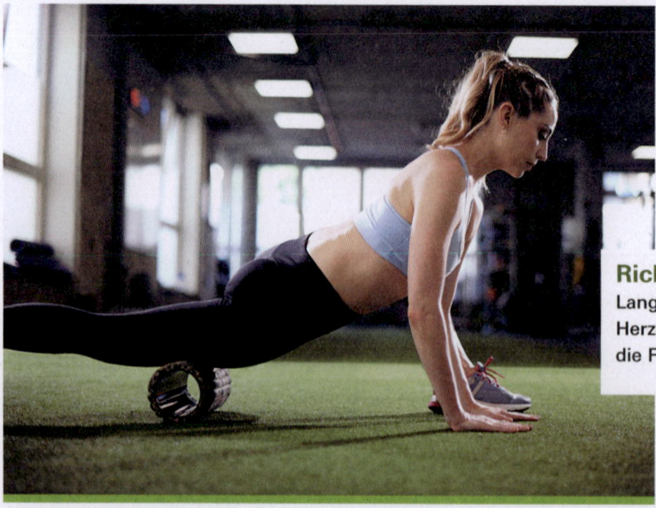

**Richtig rollen!**
Langsam und behutsam zum Herzen hin eingesetzt, entfaltet die Faszienrolle ihre Wirkung.

Wenn Sie auch den tieferen Bereich des Rückens, den Rückenstrecker, mit der Faszienrolle bearbeiten wollen, achten Sie darauf, dass Sie immer nur eine Seite der Muskulatur bearbeiten und die Dornfortsätze der Wirbelsäule aussparen. Denn Druck auf den Dornfortsätzen könnte diese schädigen. Nur links und rechts der Wirbelsäule zu rollen, schaffen Sie durch gezieltes Platzieren der Faszienrolle oder indem Sie ein Rollenmodell nehmen, das in der Mitte eine Rille für die Wirbelsäule hat.

Eine Alternative ist das Abrollen des Rückens im Stehen an der Wand. Hierbei können Sie den Druck besonders gut dosieren – achten Sie bitte auch hier darauf, die Dornfortsätze auszusparen.

### → Immer nur die Muskeln, nicht Knochen

Achten Sie darauf, nur auf Ihre Muskeln Druck auszuüben, nie auf Knochen. Insbesondere am Anfang kann der Druck sich unangenehm anfühlen, vor allem an besonders verhärteten Stellen. Mit der Zeit integrieren Sie die Faszienrollen leichter in Ihre Übungen und fühlen sich allgemein wohler damit.

### Oberschenkel massieren

Bei schmerzenden Hüften und Knien sind Faszienrollenübungen der Oberschenkel oft entlastend. Die vorderen Oberschenkel freuen sich, wenn Sie sich bäuchlings auf die Rolle legen und die Rolle ab oberhalb der Knie die Oberschenkel hinauf bewegen – mehrmals wiederholen.

Anschließend setzen Sie sich mit ausgestreckten Beinen auf die Faszienrolle, wobei Sie die Rolle ein Stück oberhalb der Kniekehle positionieren. Vermeiden Sie es, in die Kniekehle hineinzurollen, da sich dort wichtige Gefäße und Lymphknoten befinden. Stützen Sie sich nach hinten ab und bewegen Sie die Faszienrolle in Richtung Gesäß. Sie können die Beine auch übereinandergeschlagen, dann wechseln und den Vorgang wiederholen. So werden Ihre Muskeln und Faszien intensiver massiert.

### Die Sehnen im Fokus

Weitere wichtige Akteure Ihres Bewegungsapparats aus kollagenem Bindegewebe sind die Sehnen. Sie verbinden Ihre Knochen mit Ihren Muskeln. Jede Sehne haftet mit einem Ende an einem Muskel an, das andere mündet in der Knochenhaut oder direkt im Knochen. Aufgabe der Sehnen ist es nämlich, Ihre Muskelkraft auf die Knochen zu übertragen und Ihnen Bewegung zu ermöglichen.

Das Sehnengleitgewebe umhüllt und schützt die Sehnen. Wo sie besonders viel aushalten müssen – zum Beispiel am Handgelenk und an den Füßen – gibt es als „Puffer“ noch je eine doppelwandige Sehnenscheide. Diese Sehnenscheide ist – wie auch Ihre Gelenkkapseln – mit glitschiger Synovia gefüllt. Diese schmiert alles so, dass möglichst wenig Reibung entsteht.

Insgesamt gilt: Hohe Belastungen, wie anstrengende sportliche Aktivitäten, benötigen längere Pausenzeiten, meist mindestens einen Tag. Geringere Belastungen, wie alltägliche Aktivitäten, benötigen kürzere Erholungszeiten und können täglich durchgeführt werden.

Gefürchtet sind die durch berufliche oder sportliche Überbelastung entstehenden Sehnenscheidenentzündungen ebenso wie die nicht-entzündlichen, degenerativen Schädigungen, die Tendopathien. Auch für sie ist meistens eine Überbelastung verantwortlich. Tendopathien treten oft gemeinsam mit Arthrose auf, zum Beispiel an den Füßen, Schultern oder Knien. Dürfen Tendopathien nicht ausheilen, kommt es zu rezidivierenden Entzündungen. Die Sehne wird dadurch empfindlicher und weniger belastbar. Grundsätzlich gilt: Was Tendopathien lindert, hilft auch bei Arthrose.

---

**Sport stärkt Sehnen.** Sind Sehnen geschädigt und schmerzen sie, führt das oft zur Schonhaltung und einseitigen Belastung, was die Entstehung einer Arthrose begünstigt. Wenn Sie Ihre Sehnen schützen, schützen Sie zugleich Ihre Gelenke. Untersuchungen zeigen: Sehnen optimieren ihre Struktur und werden widerstandsfähiger, wenn der Mensch Sport treibt. Diesen Effekt zu erreichen, dauert allerdings recht lang: Zwei- bis dreimal Gerätetraining pro Woche über zwei bis drei Monate hinweg sind nötig, bevor erste Effekte messbar sind. Gleichmäßiges Training ohne abrupte Bewegungen oder gar Sprünge nützt hierbei am ehesten.

**Es ist nie zu spät,** mit Bewegung anzufangen! Eine große Untersuchung zeigte: Auch mit 70 hat es noch Vorteile, ein Kraft- und Ausdauertraining zu beginnen und/oder jeden Tag lange spazieren zu gehen. Das Sporteln im Alter senkt das Herz-Kreislauf-Risiko und erhöht die Lebenserwartung – fast so, als sei man seit der Jugend durchgehend aktiv gewesen.

### Ganz schön vielseitig: die Bänder

Die Bänder gehen teilweise in Sehnen über, erfüllen aber insgesamt mehr Aufgaben im Körper als diese. Einige fixieren Organe, andere – und diese sind in Bezug auf Arthrose wichtig – halten Knochenenden zusammen, stabilisieren die Gelenke und geben ihre Bewegungsmöglichkeiten vor. Das merkt man vor allem nach einer ausgeprägten Bänderdehnung oder einem Bänderriss, wie sie im Sprunggelenk oder Knie häufig vorkommen: Für lange Zeit schmerzt jeder Schritt, oft leidet die Stabilität, ein erneutes Umknicken wird wahrscheinlicher. Hier ist es wichtig, erst dem Heilungsprozess Zeit zu geben und dann zu üben, das Gelenk regel- und gleichmäßig zu belasten. Denn sowohl frühe Überbelastung als auch dauerhafte Schonhaltung oder Fehlbelastung erhöhen das Arthroserisiko.

Nun kennen Sie gute Gründe, sowohl Ihre Muskeln als auch Faszien, Bänder und Sehnen zu stärken. Das Gute ist, dass spezielle Trainings beim Physiotherapeuten, aber auch Übungen, die Sie zu Hause nachmachen können, allen gleichzeitig nützen und somit Arthroseschmerzen lindern können. Die Devise heißt also: mehr Bewegung Schritt für Schritt. Versuchen Sie, dauerhaft Bewegung in Ihren Alltag einzubauen.

### Weitere Argumente für Bewegung

Wenn Sie nie zu den Sportskanonen zählten oder einfach nicht (mehr) gern trainieren, dann versichern Sie Ihrem inneren Schweinehund: Sie müssen sich mit niemandem mehr messen, Sie können alles in Ihrem Tempo und zu Ihrer bevorzugten Tageszeit machen.

Seit ein paar Jahren wird außerdem umfassend zu sogenannten stillen Entzündungen geforscht, die ein so niedriges Level haben, dass sie den Menschen nicht direkt krank machen. Dafür können sie jedoch Krankheitsverläufe und Schmerzen verschlimmern. Mehr über stille Entzündungen verrät Kapitel 5. Es spricht einiges dafür, dass auch die Arthrose bei einem insgesamt entzündungsfördernden Lebensstil schneller voranschreitet. Entzündungswerte lassen sich sowohl über die Ernährung als auch über Bewegung herunterregulieren.

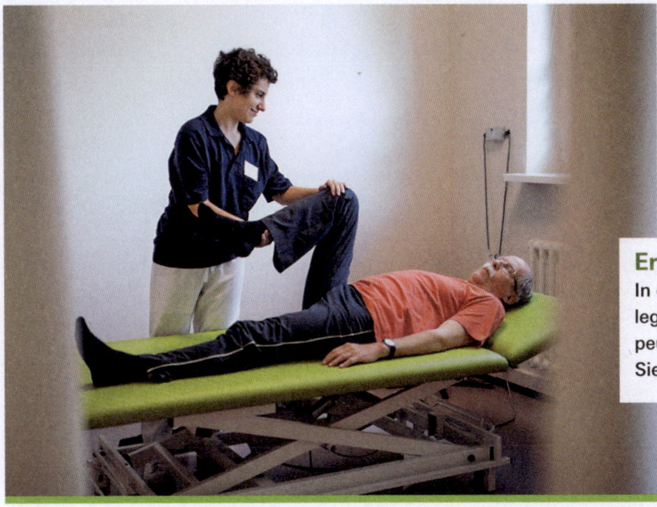

**Erst passiv, dann aktiv**
In der Physio- und Ergotherapie legt oft zunächst nur die Therapeutin Hand an. Später lernen Sie eigenständige Übungen.

# Physiotherapie, Ergotherapie und Co.

Je mehr Übungen Sie nach der Anleitung durch Ihre Therapeuten zu Hause in Ihren Alltag integrieren, desto schneller spüren Sie Fortschritte.

**Wenn der Orthopäde die Physiotherapie verordnet,** müssen Sie als Patient sich nur geringfügig an den Kosten beteiligen. Sollten Sie nicht direkt bei der Diagnose Arthrose Ihre Verordnung bekommen, bitten Sie Ihre Fachärztin darum. Denn schon die ersten sechs Termine bewirken meistens eine deutliche Erleichterung. Viele Patienten trauen sich endlich wieder, schmerzende Gelenke sacht zu belasten, und spüren schnell Fortschritte. Damit die Wirkung anhält, sollte nach den sechs kurzen Ortsterminen nicht Schluss sein. Je mehr Übungen Sie zu Hause in Ihren Alltag einbauen, desto anhaltender wird der Erfolg sein. Bleiben Sie dran, und kümmern Sie sich frühzeitig um eine Anschlussverordnung, wenn Ihr Physiotherapeut und Sie den Eindruck haben, dass diese Sie weiterbringen kann.

### Bewegt von Physiotherapie

Der Begriff Physiotherapie stammt vom griechischen physis für Natur, Körper und therapeia für Wiederherstellen der Gesundheit. Physiotherapie beinhaltet natürlich Krankengymnastik, aber auch viele weitere Behandlungsangebote. Die am weitesten verbreiteten sind:

- manuelle Therapie
- Heilmassagen
- Balneotherapie

- Thermoanwendungen mit Wärme und Kälte
- Elektrotherapie
- Magnetfeldtherapie
- Auflagen/Packungen, zum Beispiel mit Fango oder Moor

Physiotherapie eignet sich für Menschen jeden Alters, die unter Schmerzen oder funktionellen Einschränkungen des Bewegungsapparats leiden. Das vorrangige Ziel dabei ist es, Gelenke und Gliedmaßen wieder funktionsfähig zu machen. Physiotherapie ist als Hilfe zur Selbsthilfe zu sehen, denn Sie sollten zu Hause Übungen wiederholen und in Bewegung bleiben.

Während die ärztliche Untersuchung sich primär auf die Struktur und Funktion Ihrer Gelenke konzentriert, legt die physiotherapeutische Untersuchung den Fokus auf Aktivität, Funktion und Partizipation. Der Physiotherapeut untersucht, welche Faktoren neben dem Gelenkverschleiß Ihre Muskeln und Aktivitäten im Alltag beeinflussen. Sie erfahren, welche Übungen Ihrem Nacken, Rücken, Knie, Ihrer Schulter oder Hüfte auf sichere Weise nützen.

### Ziele im Blick

Sie haben bereits einige Ziele festgelegt (siehe Kapitel 2, S. 42). Am besten nehmen Sie die Liste mit zum ersten Physiotherapietermin und diskutieren darüber, was in wenigen Wochen und auf lange Sicht umsetzbar ist. Dass Physiotherapie zu weniger Schmerzen und mehr Beweglichkeit beiträgt, dazu gibt es inzwischen vielerlei Studien. Denn die behutsame Anleitung vor Ort hilft Ihnen zum einen, die Übungen richtig zu machen (d. h. weder in eine Schonhaltung zu gehen noch sich zu überlasten), und zum anderen, dranzubleiben.

### → Aktive und passive Methoden

Der Begriff „passiv" bezieht sich auf Sie: Sie legen oder setzen sich gemütlich hin, der Physiotherapeut knetet, drückt und massiert. Ihre Muskulatur lockert sich, versteifte Gelenke werden mobilisiert. Bei den aktiven Übungen müssen Sie mitmachen: Unter Anleitung dehnen und kräftigen Sie sich, verbessern Stabilität und Ausdauer.

### Krankengymnastik bei Arthrose

Ihre Krankengymnastik richtet sich nach Ihrem Befund, Ihren Bedürfnissen und Zielen – und jedem Gelenk nützen andere Übungen. Es gibt „Klassiker" zum Dehnen und zur Kräftigung von Rücken, Bauch, Schulter- und Nackenpartie, die seit Jahrzehnten mit gutem Erfolg vermittelt werden. Relativ neu sind Hilfsmittel wie Therabänder, Tapes oder Faszienbälle, die in einigen Praxen zum Einsatz kommen.

Jede Physiotherapie setzt auf Dehnen, Kräftigen und Ausdauer, um Sie zu mobilisieren und Ihre Schmerzen zu lindern. Doch gibt es viele Wege dorthin. Manche Praxis verfügt über Geräte wie ein Laufband, eine Vibrationsplatte, einen Schlingentisch oder Wirbelsäulenstrecker.

Andere Therapeuten regen ausschließlich zum Training mit dem eigenen Körpergewicht an. Wenn Sie mehr über eine Übung, ein Gerät oder „Hilfsmittel" wissen möchten, scheuen Sie sich nicht, Ihre Physiotherapeutin zu fragen.

### Manuelle Therapie bei Physiotherapeuten

Bei Arthrose, aber auch bei rheumatoider Arthritis oder nach einer Operation soll Ihnen die manuelle Therapie eine schnelle Schmerzlinderung und mehr Beweglichkeit schenken. Speziell geschulte Physiotherapeuten widmen sich mit gezieltem Druck Ihren Fingern, Ihren Faszien, Muskeln und Gelenken, um deren Funktionsstörungen zu beheben. Zwar verlangt die manuelle Therapie von Ihnen keine aktive Mitarbeit, dafür kann es aber kurzzeitig schmerzhaft werden. Danach geht es meistens bergauf. Zur manuellen Therapie gehören die folgenden Behandlungsweisen:

- **Grifftechniken.** Die Physiotherapeutin widmet sich Ihrem Gelenk und dessen Umgebung mit gezielten Griffen. Bei der sogenannten manipulativen Technik geht es darum, Blockaden zu lösen. Die mobilisierende Technik hingegen beinhaltet sanftes Dehnen, damit Sie beweglicher werden.
- **Traktions-/Extensionsbehandlung.** Die Traktion oder auch Extension beinhaltet den behutsamen Zug auf einzelne Gelenke oder die Wirbelsäule. Dazu nehmen Physiotherapeuten meistens speziell entwickelte Geräte zu Hilfe. Die Idee dahinter: Wenn zwei Gelenkpartner ein Stück auseinandergezogen werden, wird der Restknorpel entlastet und die Synovia kann wieder fließen. So wird der Knorpel genährt und geschützt. Die umgebenden Muskeln werden gedehnt, gereizte Nerven freigegeben und die Schmerzen können abflauen.

#### → Traktion – so geht's

Kleine Gelenke kann Ihr Therapeut behutsam mit seinen Händen auseinanderziehen. Bei der Behandlung Ihrer Wirbelsäule, des Iliosakralgelenks, der Hüfte oder des Knies dient der Schlingentisch oft zur Unterstützung. Speziell für die Wirbelsäule wurde auch der sogenannte Wirbelsäulenstrecker entwickelt, dessen Form einem liegenden Halbmond oder einem nach oben gebogenen Komma gleicht. Links und rechts der Wirbelsäule befinden sich weiche Gummirollen, um die Muskulatur zu entspannen. Sie legen sich rücklings auf diesen Wirbelsäulenstrecker und absolvieren Übungen darauf.

### Mehr als Streicheleinheiten: Massagen

Wissenschaftliche Studien weisen darauf hin, dass klassische Massagen bei Arthrose die Beschwerden lindern und die Beweglichkeit von Patienten steigern können. Das gilt allerdings nur bei erfahrenen Masseuren bzw. Physiotherapeutinnen, die behutsam jene Stellen bearbeiten, die von der zusätzlichen Durchblutung und dem Druck profitieren können. Medizinische Massagen haben mit Wellness wenig zu tun und entfalten ihre Wirkung am besten in Kombination mit anderen Therapien, zum Beispiel Physio- oder Ergotherapie.

### Hitze oder Kälte: Thermotherapien

Wie der Name bereits nahelegt, arbeitet die Thermotherapie mit Temperaturunterschieden – je nach Indikation und persönlichen Vorlieben entweder mit Wärme oder mit Kälte. Wenn Sie eine akute Entzündung haben, sind Kälteanwendungen sinnvoll, die den Schmerz schnell unterdrücken und übermäßige Hitze aus dem Gewebe ziehen. Wärme sollten Sie in diesem Zustand meiden, Sie kann die Entzündung weiter anheizen und Ihre Beschwerden verstärken. Auch mit Bluthochdruck, einem akuten Infekt oder Durchblutungsstörungen, zum Beispiel in den Beinen, sind Wärmeanwendungen nicht geeignet.

Liegt keine akute Entzündung vor, und Sie sind stabil und grundsätzlich gesund, hat Wärme jedoch viele positive Auswirkungen. Sie löst Verspannungen der Muskeln und Sehnen, kann die Gelenkschmiere wieder vermehrt fließen lassen und Ihren Stoffwechsel anregen. Wenn Sie vorher eine manuelle Therapie erhalten haben oder danach eine Packung auflegen, verstärkt sich durch Wärme jeweils die Wirkung. Wärme können Sie auch zu Hause einsetzen – etwa mit warmen Auflagen oder Kirschkernkissen. Intensive Wärmebehandlungen gehören jedoch in die Hand Ihrer Ärztin, Ihres Physiotherapeuten oder Ihrer Ergotherapeutin, um unerwünschte Wirkungen zu vermeiden. Als Wärmetherapien gelten unter anderem:

- die heiße Rolle, bei der ein mit heißem Wasser getränktes Frotteetuch Teil der Therapie ist
- Packungen mit Fango, Schlick oder Naturmoor als Wärmeträger
- Heißluftbehandlungen
- das Paraffinbad der Hände (Eintauchen der Hände in flüssiges erwärmtes Paraffin)
- Ultraschallbehandlungen mit leicht vibrierendem Ultraschall

### Kältetherapien bei Gesundheitsprofis

Kälte betäubt – sie schaltet den Schmerz aus. Außerdem ziehen sich bei einer Kältetherapie die Blutgefäße so zusammen, dass eine Schwellung zurückgehen kann. Viele frösteln anfangs zwar, finden die Kälte dann aber überraschend belebend und freuen sich über die Schmerzlinderung. Gut für Sie

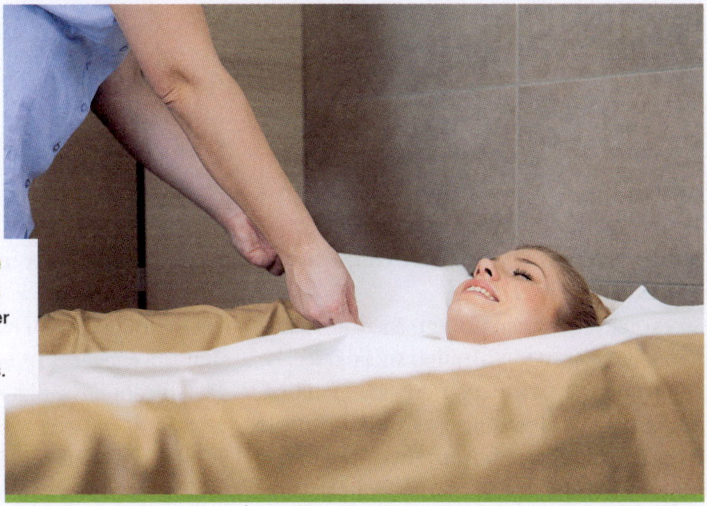

**Wohlige Nachruhe**
Viele Patienten genießen die Aufwärmzeit nach der Kryotherapie im vorgewärmten Bett besonders.

zu wissen: Anfangs steigern tiefe Temperaturen den Muskeltonus, Ihre Muskeln könnten sich also verspannter anfühlen. Nach etwa 15 bis 20 Minuten kehrt der Effekt sich um. Die Muskeln entspannen sich und Sie sich vermutlich gleich mit.

Fachsprachlich ist bei dieser Anwendung auch von der Kryotherapie die Rede. Zu den physio- und ergotherapeutischen bzw. ärztlichen Angeboten bei Arthrose kommen zum Einsatz:

- **Eispacks oder Eislollys.** Mit einer Temperatur von etwa –0,5 bis –1,0 °C. Damit können Gelenke direkt abgerieben werden.
- **Kalte Wickel.** Mit einer Temperatur zwischen 0 und 15 °C. Sie können mit Wirkstoffen aus Kräutern oder pur appliziert werden.
- **Eispackungen und Eisgranulat.** Das –0,5 bis –1,0 °C kalte Produkt wird auf die Gelenke aufgelegt, oder der Therapeut reibt die Gelenke damit ab. Die Hauttemperatur sinkt in der behandelten Region auf 6 ° bis 10 °C.
- **Eistauchbäder.** Der Patient taucht ganz in 1 bis 12 °C kühles Wasser ein oder tunkt seine Unterarme bzw. Füße hinein. Die Behandlung dauert wenige Minuten. Beim Vollbad schließt sich eine Ruhezeit in einem vorgewärmten Bett an.
- **Kältekammer.** Der Patient verbringt mehrere Minuten in der –70 bis –120 °C Grad kalten Kammer. Dabei werden besonders kälteempfindliche Körperpartien geschützt. Die Anwendung kann mehrmals täglich wiederholt werden. Eine Nachruhe im vorgewärmten Bett rundet die Behandlung ab.

Bei allen Behandlungen mit Eis sollte akribisch darauf geachtet werden, dass zwischen dem Eis und der Haut Stoff oder Vlies vorhanden ist – so sind Erfrierungen und Verletzungen der Haut vermeidbar.

Wichtig: Bei Durchblutungsstörungen ist eine Kryotherapie, die die betroffene Körperregion miteinbezieht, komplett zu vermeiden.

### Unter Strom: Die Elektrotherapien TENS und EMS

So exotisch der Name klingt: Die transkutane Elektro-Nerven-Stimulation, kurz TENS, gehört inzwischen zu den Standardbehandlungen bei Arthrose. Die ersten Erfahrungen damit machen die meisten Patienten in der Physiotherapie, später leihen oder kaufen viele TENS-Geräte für zu Hause. Das Prinzip dahinter: Transkutan, also über die Haut, gelangt Reizstrom zu den Nerven. Die Schmerzsignalweiterleitung in Richtung Gehirn stoppt. Gleichzeitig soll der Strom die Endorphinausschüttung anregen – d. h. das Glückshormon flutet den Organismus, nichts tut mehr weh. Die Anwendung kann täglich wiederholt werden. 15 bis 30 Minuten dauert die Stimulation, die für fast alle ungefährlich ist. Für Schwangere, Menschen mit Herzschrittmachern, Epilepsie und Thrombosen ist die Therapie nicht geeignet.

#### → Studien zur TENS

Studien zu TENS bei Hüft- und Gonarthrose sind widersprüchlich – einige sehen gute Erfolge, andere eher Placeboeffekte. Viele Ärzte, auch die Autoren der Leitlinien, geben jedoch an, dass TENS in Kombination mit Sport und einem gelenkfreundlichen Lebensstil einen Versuch wert ist. Die gesetzlichen Krankenkassen übernehmen in der Regel die Miete der TENS-Geräte.

Eine zweite Reizstromtherapie heißt Elektro-Myo-Stimulation, kurz EMS. Diese finden Sie in manchen Physiotherapiepraxen, aber vorwiegend in speziellen Studios. In diesen geht es weniger um die Schmerzlinderung als um den gezielten Muskelaufbau. Beim Physiotherapeuten werden Elektroden an zu behandelnde Muskelgruppen angebracht, sie sollen die Muskeln stimulieren und entspannen. Bei EMS im Studio schlüpft der Mensch in einen Ganzkörper-Anzug, der die Elektroimpulse an alle Muskelgruppen weiterleitet, während trainiert wird. So verstärken sich die Effekte des Trainings: Die Muskeln wachsen in kürzerer Zeit als beim Training ohne EMS.

Viele Physiotherapiepraxen bieten inzwischen die Magnetfeldtherapie an, die vor allem bei Arthrose in den Knien und Händen gewisse Erfolge nach sich ziehen kann. Mithilfe pulsierender Therapiegeräte geht es für 15 bis 30 Minuten an das arthrotische Gelenk. Dadurch, dass Durchblutung und Stoffwechsel angeregt werden, sollen Heilungsprozesse in Gang kommen sowie Entzündungsreaktionen und Schmerzen abnehmen. Kleine Studien sprechen für schmerzlindernde Effekte, überzeugende größere Studien stehen noch aus.

### Ab ins Wasser! Von Aquatraining bis Balneotherapie

Studien attestieren Trainingsprogrammen, die die stützende Kraft des Wassers nutzen, eine noch bessere Wirksamkeit als der Kran-

**Achtung, Nieren in Gefahr!** Erste kleine Studien zu EMS bei Gonarthrose sprechen für diese Reizstromanwendung. Sie wirkt zwar nicht stärker als Schmerzmittel, kann aber Patienten zum Training motivieren, denn der Muskelaufbau geht schneller. Wer es übertreibt, bringt damit aber womöglich seine Nieren in Gefahr. Denn beim Ganzkörper-EMS wird einer neuen Studie zufolge das Enzym Creatinkinase vermehrt ausgeschüttet. Es wird gebildet, wenn Muskeln stark beansprucht werden, die Nieren bauen es ab. Dauerhaft zu viel Creatinkinase kann die Nieren schädigen.

kengymnastik an Land. Der Wasserwiderstand verstärkt die Effekte jeder Übung. Wird Krankengymnastik im Wasser von Physiotherapeuten angeleitet, übernehmen die Krankenkassen meistens die Kosten. Auch Aquafitness, Aquatraining und ähnliche Kurse von der VHS oder der Deutschen Rheuma-Liga werden oft bezuschusst. Fragen Sie Ihre Krankenversicherung zeitnah nach Ihren Möglichkeiten.

Die Schwerelosigkeit der Gelenke im Wasser macht sich auch die Balneotherapie zunutze. Balneo kommt vom lateinischen balneum (das Bad) und steht meistens für warme Bäder, kalte Güsse oder Trinkkuren. Bei Arthrose bewähren sich am ehesten Moor- oder Schwefelbäder.

### Sind Sie (auch) ein Fall für die Ergotherapie?

In der Arthrosebehandlung ist Ergotherapie vergleichsweise wenig verbreitet. Dabei kann auch sie erheblich helfen, Schmerzen und Einschränkungen besser in den Griff zu bekommen. Vor allem bei Arthrose in den Fingergelenken berichten viele Patienten von Besserungen. Ergotherapie ist für Menschen jeden Alters gedacht, die in ihrer Handlungsfähigkeit eingeschränkt sind oder es vermutlich bald sein werden. Dabei geht es – anders als in der Physiotherapie – nicht zuerst um den Bewegungsapparat, sondern auch um Geist und Psyche.

Sie dürfen Ihrem Ergotherapeuten Ihre Einschränkungen offen schildern. Bitte keine Scham: Wenn das morgendliche Frisieren, das Anziehen und der Toilettengang zur Herausforderung werden, dann sprechen Sie darüber. Ihr Ergotherapeut hat Ideen parat, was Sie tun können, um sich wieder besser für Ihren Alltag zu wappnen. Er kennt allerlei Hilfsmittel, Tricks und Kniffe und kann Sie dazu anleiten, sie einzusetzen. Sein Ziel ist Ihre Selbstständigkeit.

# Ihr Arthrosesport: Dehnung, Kräftigung, Ausdauer

Dehnung, Kräftigung und Ausdauer sind Ihre Verbündeten gegen den Arthroseschmerz. Klingt kompliziert? Ist es aber nicht – und der Weg dorthin kann viel Vergnügen bereiten.

**In der Physiotherapie** oder im Fitnessstudio achtet der Physiotherapeut bzw. der Trainer darauf , dass Sie sich in einem gesunden Maße sowohl dehnen als auch kräftigen und dass Ihre Ausdauer zunimmt. Im Alltag müssen Sie selbst aktiv werden, um in allen drei Bereichen gute Werte zu erzielen und auch noch Ihre Gelenke zu schonen.

### Das richtige Maß

Aus sportwissenschaftlicher Sicht spricht alles dafür, fünfmal pro Woche moderaten Ausdauersport zu betreiben oder – wenn dafür die Gelegenheit fehlt – wenigstens insgesamt 150 Minuten spazieren zu gehen. Zusätzlich sollten zwei halbstündige Krafttrainings das Wochenpensum ergänzen, denn ab dem Alter von Mitte 30 baut der Mensch ständig Muskelmasse ab. Krafttrainings – sei es im Studio, sei es zu Hause – können diesen Abbau stoppen. Sie sollten alle großen Muskelgruppen ansprechen, weil es auf das Zusammenspiel aller ankommt, um Schonhaltungen bzw. Überlastungen zu vermeiden.

### So glückt der Wiedereinstieg

Wenn Sie lange überhaupt nicht trainiert haben, mag dieses Pensum an Sport für Sie unvorstellbar klingen. Doch das sollten Sie nicht in Stein gemeißelt sehen: Erstens ist jeder Schritt einer in die richtige Richtung. Zweitens setzt oft ein Gewöhnungseffekt ein: Je aktiver Sie leben, desto eher fehlt Ihnen an trägen Tagen die Bewegung.

### → Vom idealen Puls

Ob Sie im gesunden Bereich trainieren oder sich überfordern, sagt Ihnen Ihr Puls. Ihr Maximalpuls liegt bei 220 abzüglich Ihres Alters. Davon etwa 70 Prozent gelten als optimal – in diesem Bereich werden Sie auf gesunde Weise fitter. Messen Sie häufiger nach und sehen Sie selbst, wie Ihre Belastbarkeit sich steigert.

### Vom Wert der Dehnung

Dehnen hält Muskeln, Faszien, Sehnen und Bänder elastisch, bereitet sie auf größere Belastungen vor und kann dazu beitragen, Gelenke gezielt zu entlasten. Dehnübungen bewähren sich vor intensiven Trainings und auch danach – an Tagen ohne Sport beugen sie Verspannungen vor. Dehnen können Sie sich praktisch überall, stehend, liegend im Bett, auf dem Bürostuhl, in freier Natur. Wenn Sie einen neuen Sport anfangen oder auch zur Physiotherapie gehen, dann werden Ihnen grundsätzlich geeignete Dehnübungen vermittelt. Zur Ergänzung Ihres Arthrosebewegungsprogramms zu Hause bieten wir Ihnen ab S. 92 mehrere Übungen, die Ihnen guttun und Ihre Gelenke zu schonen helfen. Da Faszien und Muskeln über myofasziale Ketten den ganzen Körper hindurch verbunden sind, eignen sich einige Übungen auch für mehrere Gelenke gleichzeitig.

### Die richtige Kräftigung

Sollten Sie Sport lieben und ihn nur kurzzeitig reduziert haben, können Sie dieses Unterkapitel überspringen. Dann wissen Sie ja bereits, wie wichtig Krafttraining ist und wie gut es Ihnen tut. Als Krafttraining gilt alles, was Muskeln gezielt aufbaut. Das kann allein auf der Matte ebenso erfolgen wie im Studio, mit dem Körpergewicht ebenso wie mit Hanteln, an Geräten oder mithilfe einer Elektrostimulation. Zwei Einheiten à 30 Minuten pro Woche gelten als ideal. Wenn Sie das nicht schaffen, denken Sie daran: Jede Trainingseinheit zählt und tut Ihnen gut.

Für Neueinsteiger gilt: Finden Sie ein Kraftprogramm, das Ihnen Freude macht! Nur dann werden Sie regelmäßig dranbleiben und Ihrem Rücken, Bauch, Gesäß, Ihren Schultern, Armen und Beinen das geben, was sie benötigen, um weiterhin gut (oder jetzt besser) zu funktionieren. Für den Einstieg ist die Beratung durch eine Physiotherapeutin oder einen Trainer, der sich mit Arthrose auskennt, ideal. Unsere Übungen ab S. 101 eignen sich zur Stärkung der Muskelgruppen um mehrere Gelenke, also zur Prävention und Linderung verschiedener Arthrosearten, und zur Steigerung der Belastbarkeit.

**Auch auf das Maß kommt es an.** Die Weltgesundheitsorganisation (WHO) empfiehlt für Erwachsene mindestens 150 Minuten moderater, körperlicher Aktivität pro Woche – dazu zählt alles, bei dem Sie leicht aus der Puste kommen und Ihnen warm wird. Das kann eine stramme Wanderung ebenso sein wie eine schnellere Radtour oder Gymnastikübungen. Wer intensiver Sport treibt, etwa im Fitnessstudio, bei dem genügen 75 Minuten.

### Mobilisations- und Koordinationsübungen für die Fingergelenke

Bei Polyarthrose der Finger helfen Übungen ebenfalls, diese sollen Schmerzen lindern und die Feinmotorik und filigrane Tätigkeiten unterstützen. Folgende Übungen eignen sich dafür:

1. Kleine Faust: Beugen Sie alle Finger mit den Fingerkuppen zu den Fingerballen, strecken Sie anschließend die Finger wieder.
2. Große Faust: Beugen Sie alle Finger in den drei Fingergelenken, strecken Sie die Finger.
3. Dach: Beugen Sie Ihre Finger in den Grundgelenken, sodass die gestreckten Finger und Ihr Handteller im rechten Winkel zueinander stehen, also ein gerades Dach bilden. Strecken Sie dann die Finger.
4. Führen Sie jeden Daumen im großen Bogen zum Kleinfingerballen, strecken Sie dann den Daumen wieder und spreizen Sie ihn ab.
5. Führen Sie den Daumen und jede Fingerkuppe nacheinander behutsam zusammen, beugen Sie hierbei alle Fingergelenke.
6. Spreizen Sie alle Finger möglichst weit vom Mittelfinger ab, führen Sie sie wieder zusammen.
7. Führen Sie die Hand im Handgelenk locker nach oben, wobei Sie sie locker zur Faust ballen. Führen Sie die Hand wieder nach unten, wobei Sie sie öffnen.

### Die Ausdauer nicht vergessen!

Um Ihre Ausdauer auszubauen und zu erhalten, bietet es sich zudem an, dass Sie einfach Ihren alten Lieblingssport reaktivieren oder einen neuen entdecken, den Sie dann regelmäßig ausüben.

Auch mit guter Dehnung und ausreichend Kräftigung tun Sie bereits etwas für Ihre Ausdauer. Als klassische Ausdauersportarten gelten Nordic Walking, Mountainbiking, Schwimmen, Skilanglauf, Inlineskating, Jogging, aber auch Wandern – alles, wobei es nicht zuerst auf die Geschwindigkeit oder Geschicklichkeit, sondern aufs Durchhaltevermögen ankommt. Unter den Ausdauersportarten gibt es viele besonders gelenkfreundliche. Mit ihnen trainieren Sie mehrere Muskelgruppen auf einmal und nutzen immer auch mehrere Gelenke. Das Überlastungsrisiko ist gering, wenn Sie es langsam angehen und sich gegebenenfalls zum richtigen Schuhwerk, Fahrrad oder zu den am besten geeigneten Nordic-Walking-Stöcken beraten lassen. Mit Ausdauersport ergänzen Sie Dehnen und Kräftigen ideal.

### Drei Klassiker im Fokus

Wer gerne wandert, sollte Nordic Walking eine Chance geben – denn die koordinierten Bewegungen und das stramme Tempo machen es zum geeigneten Ganzkörpertraining. Die richtige Technik schauen Sie sich entweder in Videos im Internet an oder – noch besser – Sie lassen sich von einem Fitnesstrainer oder Physiotherapeuten dazu

## Sportarten für Ihre Gelenke

In jeder Gruppe von Sportarten gibt es gelenkunfreundliche und eher geeignete Varianten. Vielleicht ist etwas Neues für Sie dabei?

| Sportart | Ungeeignet | Für Geübte / mit Trainer | Für Einsteiger |
|---|---|---|---|
| **Spielsport** | Squash, Fußball, Handball, Volleyball, Basketball | Tennis (besser Doppel als Einzel), Faustball | Golf, Federball (langsames Badminton) |
| **Leichtathletik** | Weit-/Hochsprung, Speer-/Hammerwurf, Kugelstoßen, Hürdenlauf | Laufen bzw. Jogging (auf Schuhwerk und Böden achten), Bergwandern (ohne steile Auf- und Abstiege) | Nordic Walking, Wandern |
| **Krafttraining** | Freies Hanteltraining bzw. Gewichtheben | Hanteltraining nach Anweisung, Übungen mit dem eigenen Körpergewicht | Gerätetraining nach Einweisung |
| **Turnen, Gymnastik** | Geräteturnen | Bodenturnen, Gymnastik, Aerobic | Yoga, Tai Chi, Pilates, Qi Gong, Cantienica |
| **Tanzen** | Wettkampftänze mit Sprüngen und Hebefiguren, Ballett | Temporeiche Tänze und Ballett (auf Sprünge, Hebefiguren und Überdehnungen verzichten) | Standard- und lateinamerikanische Tänze, nach Gesundheitsaspekten entwickelte Tänze, z. B. Energy Dance, Biodanza |
| **Wassersport** | Synchronspringen, Brustschwimmen auf Zeit, Surfen | Brustschwimmen, Segeln, Rudern, Kanu | Rückenschwimmen, Kraulen, Tauchen, Wassergymnastik, Aquarobic |
| **Wintersport** | Eiskunstlauf, Eishockey, Snowboarden | Ski Alpin, Eislaufen, Eisstockschießen | Langlaufen, Winterwandern |
| **Radsport** | Mountainbiking (rasante Abfahrten) | Mountainbiking (moderate Steigungen) | Fahrradfahren, E-Bike |
| **Sonstige** | Karate und anderer Kampfsport auf hohem Niveau, Fallschirmspringen | Judo und andere Kampfsportarten (behutsam), Reiten, Kegeln, Bowling | Trampolinspringen, Exergames (speziell für Patienten entwickelte Videospiel-Trainings) |

beraten. Denn bei unangeleiteten Nordic Walkern ist leider oft zu beobachten, dass viele ihre Stöcke in den Boden hacken oder schleifen lassen und ihren Gelenken damit schaden. Idealerweise sind die Schritte lang, gleichmäßig, kraftvoll, nicht zu schnell. Zwei bis drei Runden à 45 Minuten pro Woche sind ideal.

Schwimmen ist prinzipiell perfekt für Menschen mit Gelenkerkrankungen. Doch nicht jeder Beinschlag verträgt sich mit jeder Arthrose. Sind es Ihre Kniegelenke, die Ihnen Probleme bereiten, sollten Sie dem Kraulen den Vorzug vor dem Brustschwimmen geben. Auch mit Schulterarthrose verträgt sich nicht jede Bewegung. Wenn Sie sich für Aquagymnastik (auch Aquafitness, Aquaerobic etc. genannt) entscheiden, sollten Sie einen erfahrenen Trainer wählen, der auf Ihre Arthrose eingeht.

Radfahren und Arthrose – das verträgt sich bestens! Hier ist allerdings sehr genau auf die Einstellung des Sattels und die Federung zu achten. Um das Überlastungs- und Sturzrisiko zu vermindern, sind allzu steile Routen zu vermeiden. Das gilt für E-Bikes genauso wie für klassische Fahrräder und Mountainbikes.

### Fit mit Exergames?

Zu Hause vorm Fernseher finden statt den „Olympic Games“ die „Exergames“ statt. Der Name ist ein Kunstwort aus „Exercise“, dem englischen Wort für Sportübung, und „Games“ für Spiele. Als Exergames gelten Videospiele, in deren Verlauf Sie sich auf festgelegte, gesundheitsfördernde Weise bewegen müssen. Das können zum Beispiel Tanzspiele, Gleichgewichts- oder Kraftübungen sein, bei denen die (korrekten) Bewegungen mittels eines Controllers erfasst werden. Es gibt auch Spiele, bei denen Sie auf einem sogenannten Balance Pad (das sich bewegt) oder Active Pad (auf dem Sie sich bewegen) stehen. Immer werden Ihre Bewegungsabläufe erfasst und Sie bekommen direkt übermittelt, wo Sie Fortschritte machen.

### → Neues aus der Wissenschaft

Ende 2020 veröffentlichten Wissenschaftler eine Meta-Analyse aus Studien, die Exergames in der Arthrose-Rehabilitation untersuchten. Sie bezogen zehn Studien mit 492 Erwachsenen mit Hüft- oder Kniearthrose ein, die entweder im Rahmen einer normalen Reha oder nach Gelenkersatz trainierten. Das Ergebnis: In einigen Studien zeigten Exergames eine bessere Schmerzreduktion und mehr Beweglichkeit im Vergleich zu anderen Therapien. Zudem waren Teilnehmermotivation und Zufriedenheit hoch.

### Besonderheiten für Sportfans

Je besser Sie trainiert sind, desto ungefährlicher wird ein gelenkunfreundlicher Sport. Wenn Sie sich zum Beispiel bei Stürzen so abrollen können, dass Ihnen wenig passiert,

Checkliste

## Hausaufgaben für Ihr Endlich-schmerzfrei-Programm

Nun ist es Zeit, Ihren Ordner wieder herauszuholen und Ihr Programm zu ergänzen. Dazu gibt es Hausaufgaben für Woche 2.

- ☐ Nehmen Sie Ihren Wochenplan zur Hand – diese Woche geht es um Ihre Strategie für mehr Dehnung und körperliche Aktivität insgesamt.
- ☐ Absolvieren Sie täglich ein zu Ihrer Arthrose passendes Dehnprogramm – das hier gezeigte (siehe ab S. 92) oder ein von Ihrem Physiotherapeuten empfohlenes. Notieren Sie die Uhrzeit.
- ☐ Bauen Sie jeden Tag mindestens zehn Minuten zusätzlicher Bewegung in Ihren Alltag ein. Das erreichen Sie z.B. durch Treppensteigen, statt die Rolltreppe zu nehmen, kleine Spaziergänge, eine Runde auf dem Fahrrad oder Tanzen im Wohnzimmer.
- ☐ Werden Ihre Schmerzen bei einer Aktivität stärker, fragen Sie Ihren Physiotherapeuten oder Arzt um Rat.
- ☐ Haben Sie Geduld: Es kann einige Wochen dauern, bis Sie sich beweglicher und ausdauernder fühlen.

können Sie sich weiterhin auf die Skier wagen. Dann wählen Sie einfach weniger steile Skipisten. Beim Tennis setzen Spieler mit Knieproblemen eher aufs Doppel statt auf Einzelturniere. Oft lässt sich auch mithilfe eines Physiotherapeuten oder Personal Trainers mehr Gelenkfreundlichkeit erreichen. Die Profis beraten Sie dann so, dass Sie an anderen Geräten, mit einem modifizierten Laufstil oder reduzierten Gewichten mit Spaß weitermachen können. Grundsätzlich ist bei Arthrose Bewegung erlaubt, die Ihre gelenknahe Muskulatur stärkt und die Gelenke nicht zu heftig unter Druck setzt. Nun liegt es an Ihnen, Ihre Auswahl zu treffen und zu entscheiden, womit Sie sich dehnen, kräftigen und Ihre Ausdauer fördern möchten. Die Chancen stehen gut, dass Sie auch Ihren Arthroseschmerzen davonlaufen, -tanzen, -schwimmen oder -fahren können.

# Dehnen bei Hüftarthrose – so geht's

Die folgenden Übungen können Sie leicht zu Hause machen – sie sollten barfuß oder mit festen Schuhen mit rutschfesten Sohlen absolviert werden. Sie eignen sich ideal, um ein Kräftigungstraining einzuleiten. Am besten wiederholen Sie sie täglich. Beschrieben ist jeweils das Dehnen einer Seite, doch natürlich empfiehlt es sich immer, die Übung auf der Gegenseite zu wiederholen – auf jeder Seite insgesamt dreimal. Führen Sie jede Übung so lange aus, wie es sich für Sie richtig und angenehm anfühlt. Ein Richtwert sind jeweils 20 bis 30 Sekunden, doch bisher konnte keine optimale Dauer der Dehnung ermittelt werden, die jedem guttut. Im Anschluss an jede Dehnübung können Sie sich lockern oder die gedehnten Bereiche aktiv mobilisieren.

## Dehnen von Po und Hüftbeuger

Wenn Sie Ihre Gesäß- und Hüftmuskulatur aufbauen, tun Sie nicht nur Ihren Hüftgelenken etwas Gutes, sondern gleichzeitig Ihrem gesamten Rücken. Auch hier gilt: Jede Übung auf jeder Seite dreimal wiederholen und die Dehnung so lange halten, wie Sie sie als wohltuend empfinden. Und Sie brauchen nur einen Stuhl.

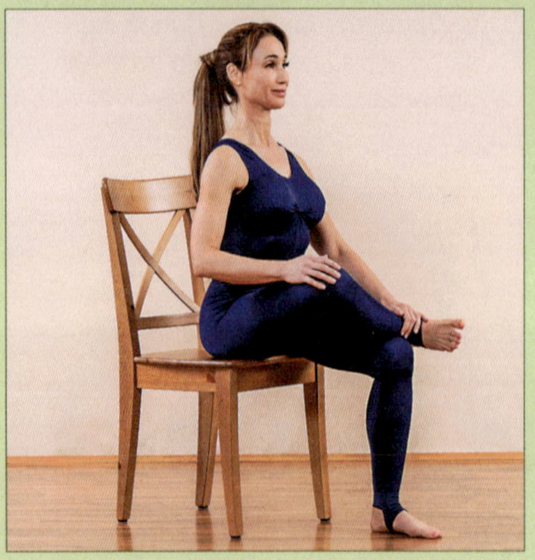

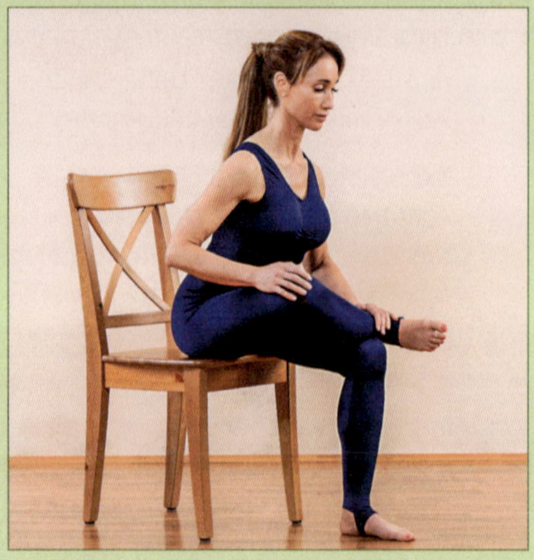

**1** Zur **Dehnung der Gesäßmuskulatur** nehmen Sie auf einem Stuhl Platz. Legen Sie nun den rechten Knöchel auf Ihr linkes Knie.

**2** Lehnen Sie anschließend den Oberkörper leicht nach vorne und drücken Sie Ihr rechtes Knie in Richtung Boden, bis ein Dehngefühl im rechten Gesäßbereich entsteht. Auf der Gegenseite wiederholen. Sollten Sie einen Schmerz im rechten Leistenbereich entwickeln, lassen sie diese Dehnung vorerst aus, und informieren Sie sich bei Ihrem Physiotherapeuten nach Alternativen.

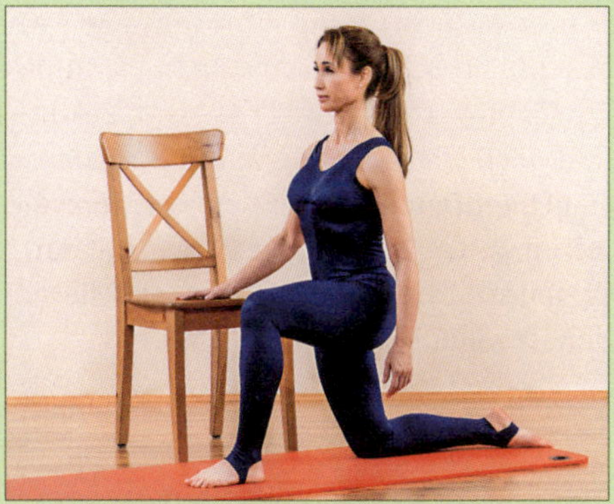

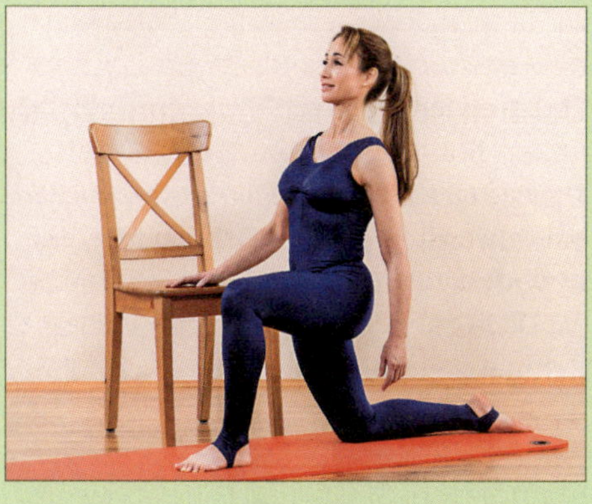

**1** Die **Dehnung des Hüftbeugers im Kniestand** funktioniert wie folgt: Halten Sie sich für eine bessere Balance seitlich an einem Stuhl oder Hocker fest. Setzen Sie den linken Fuß so nach vorne, dass er unter Ihrem Kniegelenk steht.

**2** Richten Sie Ihren Oberkörper auf, verlagern Sie das Körpergewicht nach vorne auf das linke Bein. Das rechte Hüftgelenk streckt sich. Achten Sie auf eine aufrechte Haltung, es darf kein Hohlkreuz entstehen.

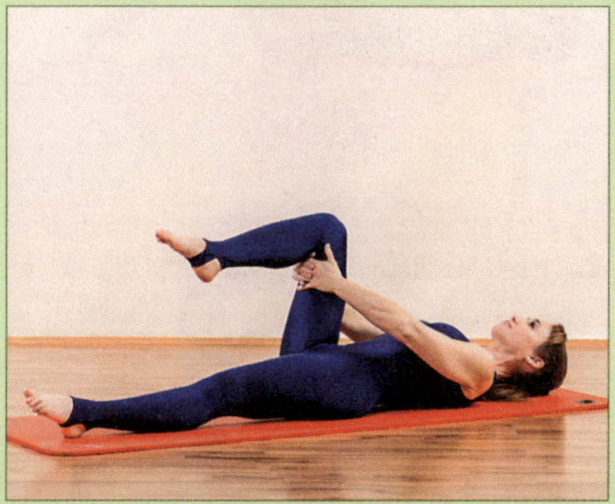

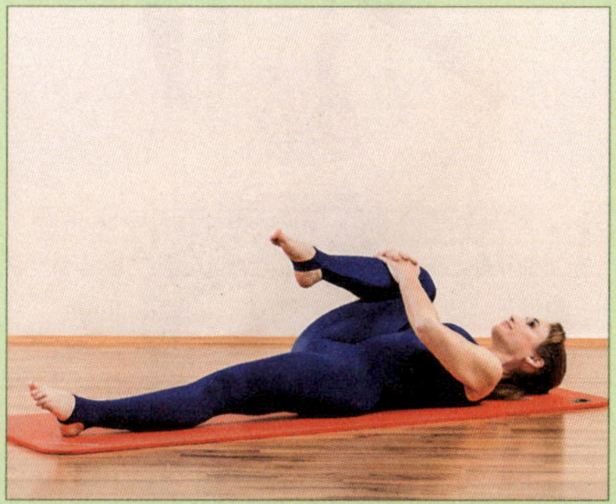

**1** Zur **Dehnung des Hüftbeugers in Rückenlage** heben Sie das rechte Bein an, umfassen Ihren Oberschenkel mit beiden Händen. Platzieren Sie Ihre Hände oberhalb der Kniekehle.

**2** Ziehen Sie Ihr Knie behutsam an den Oberkörper. Das linke Bein strecken Sie dabei gegen die Unterlage.

## Dehnen der Oberschenkelmuskulatur

Die Oberschenkelmuskulatur ist mit dafür verantwortlich, dass das Kniegelenk seine Aufgaben zuverlässig erfüllt. Wenn Sie die Muskeln Ihrer Oberschenkel regelmäßig dehnen und dann kräftigen, beugen Sie einer Überbelastung Ihrer Knie vor, wenn Sie sitzen, gehen, laufen oder stehen. Mit den folgenden Übungen fängt Ihr Stabilisierungsprogramm gut an.

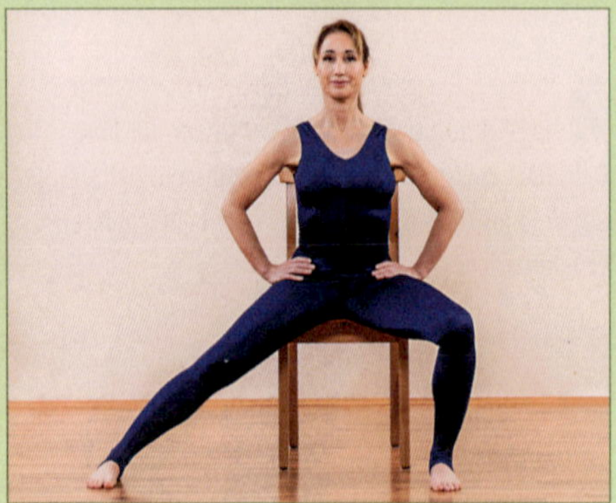

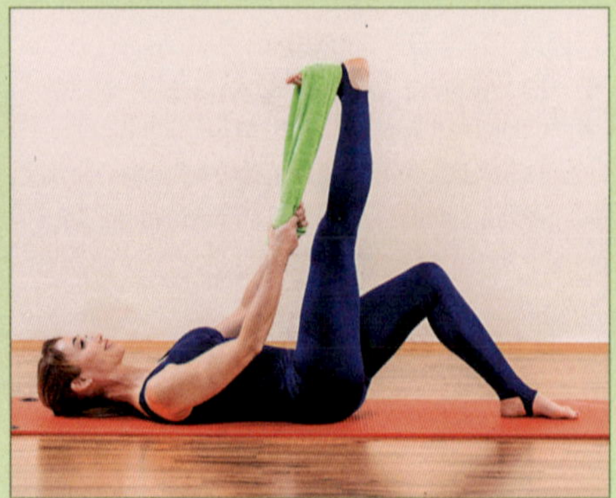

**1** Zur **Dehnung Ihrer Oberschenkelinnenseite** nehmen Sie auf dem vorderen Drittel eines stabilen Stuhles oder Hockers Platz. Richten Sie Ihren Oberkörper auf und spreizen Sie zuerst das rechte Bein zur Seite ab. Die Fußinnenseite liegt auf dem Boden auf, das Knie ist gestreckt. Halten Sie diese Dehnposition für 20 bis 30 Sekunden, wobei Ihr Becken und Oberkörper gerade bleiben sollten.

**2** Zur **Dehnung der Oberschenkelrückseite** begeben Sie sich in Rückenlage, heben das rechte Bein an, umfassen den Oberschenkel mit beiden Händen und ziehen ihn an den Oberkörper heran. Das Knie strecken Sie dabei durch. Sie können das rechte Bein auch mit einer Handtuchschlinge um den Vorfuß in der Dehnposition halten. Stellen Sie Ihren linken Fuß während der Übung auf.

## Dehnen bei Kniearthrose – so geht's

Was Ihren Hüften guttut, kann auch mit Kniearthrose verbundene Beschwerden lindern. Denn einige Muskeln der Hüfte ziehen bis unter das Kniegelenk. Die genannten Übungen zur Dehnung der Oberschenkelinnen- und -rückseite eignen sich auch hervorragend, um Ihre Kniegelenke zu entlasten. Halten Sie die Übung jeweils 20 bis 30 Sekunden und wiederholen Sie diese pro Seite dreimal.

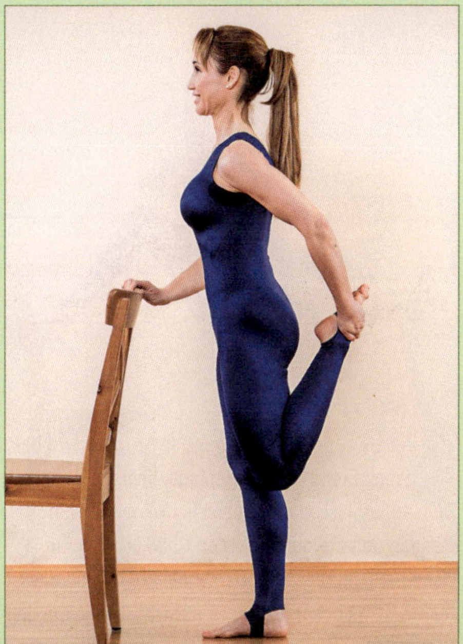

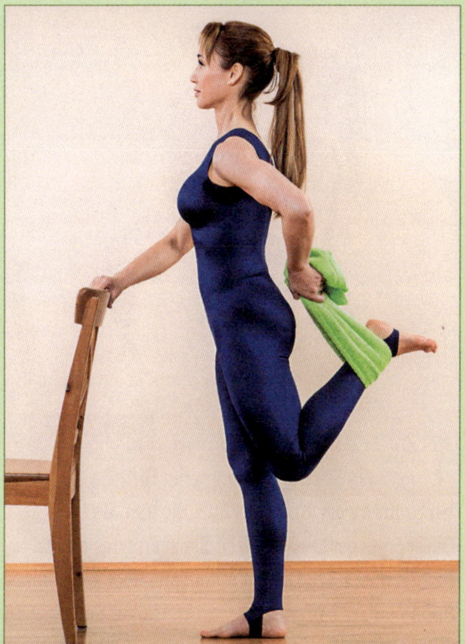

**1** Zur **Dehnung der Muskulatur des vorderen Oberschenkels**, fachsprachlich Quadrizeps, stellen Sie sich neben einen Stuhl, an dem Sie sich gut festhalten können. Stehen Sie aufrecht und vermeiden Sie ein Hohlkreuz. Winkeln Sie dann das linke Bein an und umfassen Sie Ihr linkes Sprunggelenk.

**2** Ziehen Sie Ihre Ferse in Richtung Gesäß, bis Sie eine Dehnung im Oberschenkel verspüren. Zur Unterstützung können Sie auch eine Handtuchschlinge nutzen. Halten Sie die Dehnung 30 bis 45 Sekunden, wiederholen Sie die Übung dreimal auf jeder Seite.

## Dehnen der Kniemuskeln

Musculus popliteus heißt der kleine Muskel an der Rückfläche des Kniegelenks. Er setzt unter anderem an der Gelenkkapsel des Kniegelenks an. Bei Arthrose ist der Popliteus als Schutzreaktion häufig hyperton, also übermäßig angespannt, was die Streckung des Kniegelenks zusätzlich einschränkt. Indem Sie diesen Muskel dehnen, können Sie eine erweiterte Streckung des Kniegelenks ermöglichen und die Spannung auf Ihre Gelenkkapsel reduzieren.

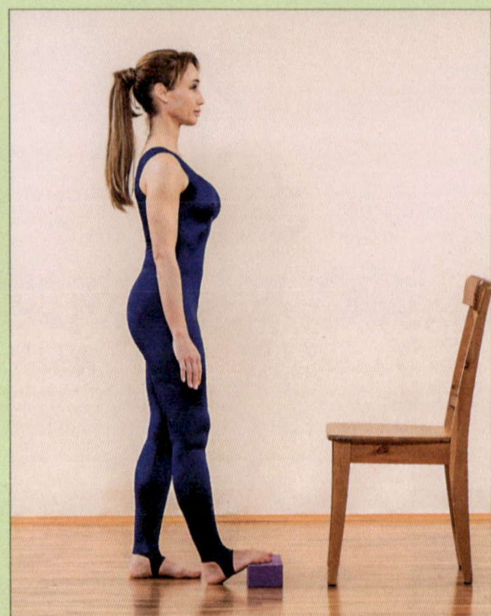

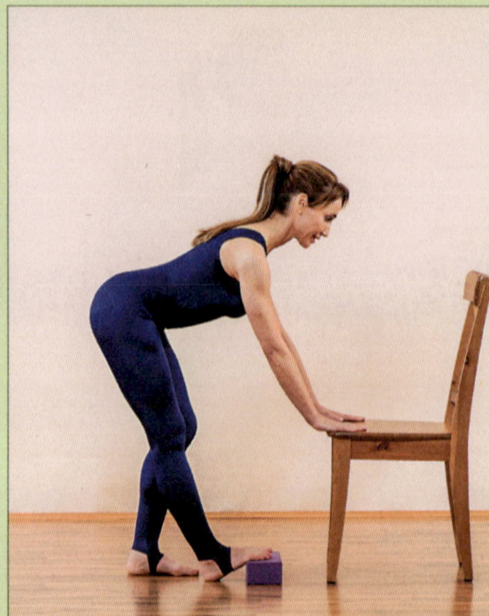

**1** Zur **Dehnung des Kniekehlenmuskels** (fachsprachlich Musculus popliteus) brauchen Sie einen Stuhl sowie eine Erhöhung in Form eines Backsteins, einer Box oder eines dicken Buches (Höhe ca. 15 Zentimeter). Positionieren Sie die Erhöhung bündig mit den Stuhlbeinen, und stellen Sie sich mit dem Gesicht zum Stuhl davor. Gehen Sie in einen kleinen Ausfallschritt, und legen Sie den Vorderfuß des zu dehnenden Beins auf die Erhöhung, die Ferse bleibt am Boden.

**2** Stützen Sie sich nun mit beiden Händen auf die Sitzfläche, wobei die Kernbelastung auf Ihrem hinteren Bein liegt. Beide Füße zeigen nach vorne, die Hüfte bleibt stabil. Achten Sie auf einen geraden Rücken. Drehen Sie den Fuß auf dem Backstein ganz leicht nach außen und dehnen Sie Ihre Wirbelsäule, indem Sie sich mit den Händen auf dem Stuhl leicht nach vorne bewegen. 30 Sekunden halten, dann behutsam nach oben aufrichten.

## Dehnen für die Wirbelsäule – so geht's

Arthroseschmerzen in der Wirbelsäule können Sie daran erinnern, mehr Zeit in Dehnübungen zu investieren. Die folgenden Übungen tun Ihren Facettengelenken und dem Iliosakralgelenk gut. Ergänzend empfiehlt sich das regelmäßige Recken und Strecken, wann immer das möglich ist: Morgens im Bett, in Arbeitspausen sowie beim Aufstehen nach langem Sitzen oder beim Spaziergang.

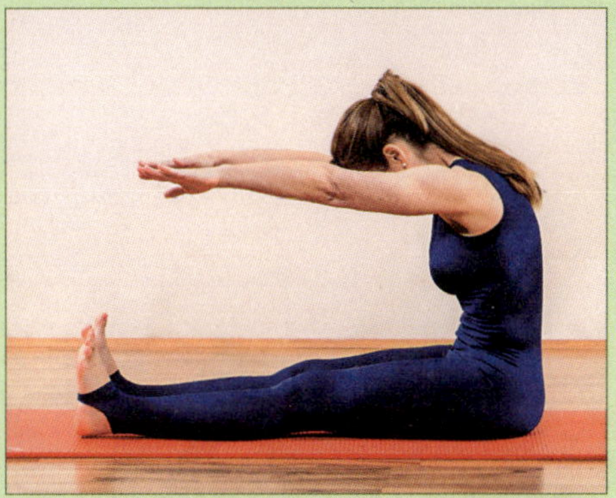

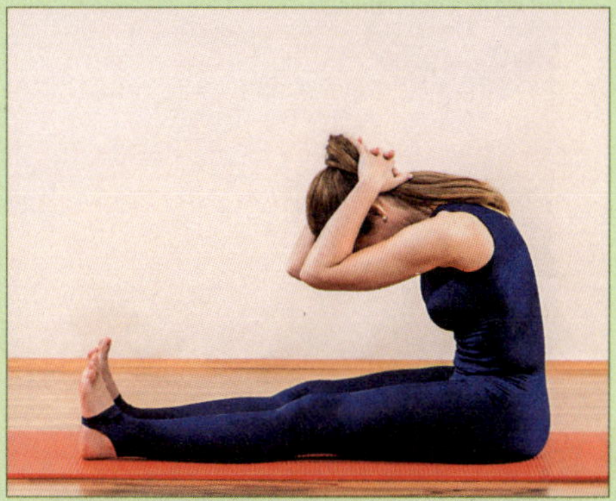

**1** Zur **Dehnung der oberflächlichen Rückenmuskulatur** im Sitzen strecken Sie Ihre Hände nach vorne, bis ein Dehngefühl aufkommt. Ziehen Sie Ihre Fußspitzen hoch, um die Spannung auch von unten zu erhöhen.

**2** Als Nächstes ziehen Sie Ihr Kinn auf die Brust und legen beide Hände auf den Hinterkopf. Drücken Sie Ihren Kopf sanft in Richtung Boden, und halten Sie diese Dehnung statisch für 20 bis 30 Sekunden.

## Richtig bewegen von Kopf bis Fuß

Die folgenden Übungen in Rückenlage eignen sich auch, wenn Sie das Dehnen im Vierfüßlerstand oder Sitzen nicht lange aushalten. Es sind Übungen, bei denen es vor allem auf die Genauigkeit der Ausführung ankommt. Sie entscheiden über das Tempo jeder Bewegung und darüber, wie lange Sie die Dehnung halten. Viele fühlen sich hinterher auf angenehme Weise entspannt und ein wenig größer als zuvor.

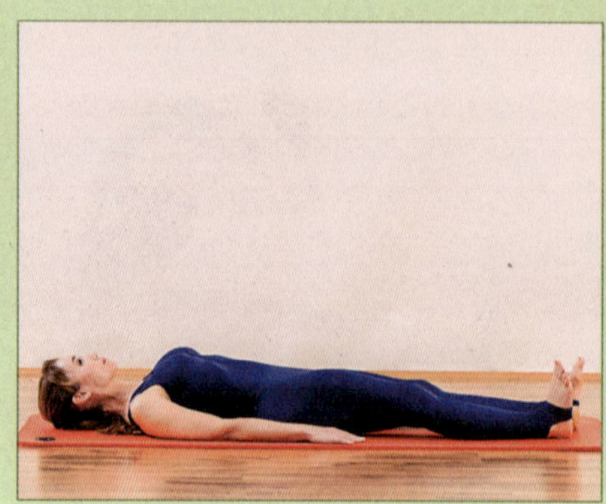

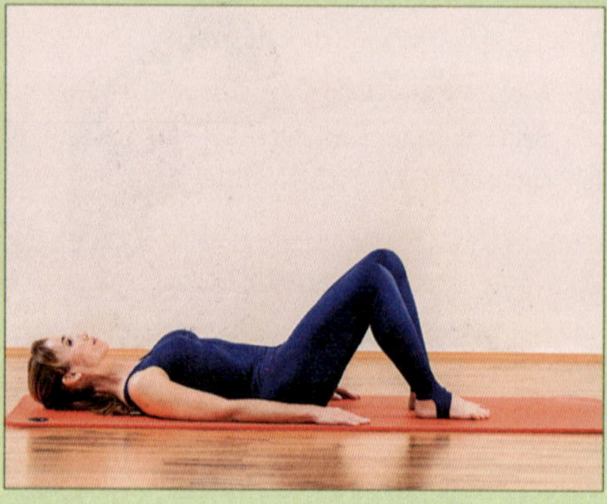

**1** Die **Mobilisation der Iliosakralgelenke und unteren Lendenwirbelsäule** beginnt in Rückenlage, die Beine sind gestreckt. Schieben Sie beide Fersen abwechselnd nach unten in Richtung Wand, wobei Ihre Knie gestreckt bleiben und die Bewegung aus dem Beckengürtel kommt.

**2** Stellen Sie anschließend die Beine auf. Nun schieben Sie abwechselnd Ihre Knie leicht nach oben bzw. vorne, wobei die Bewegung wieder aus dem Beckengürtel kommt. Die Füße bleiben dabei stehen.

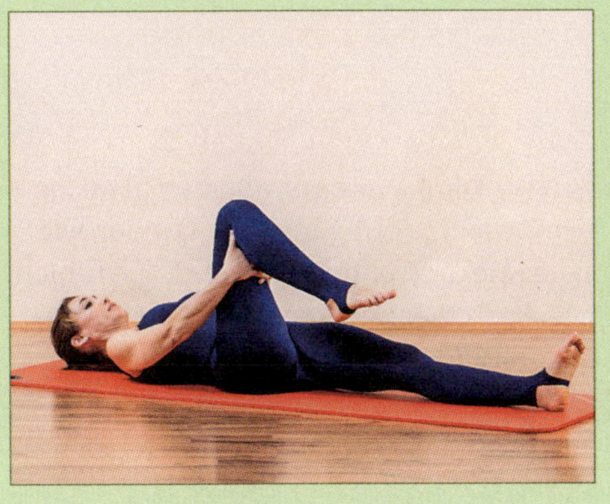

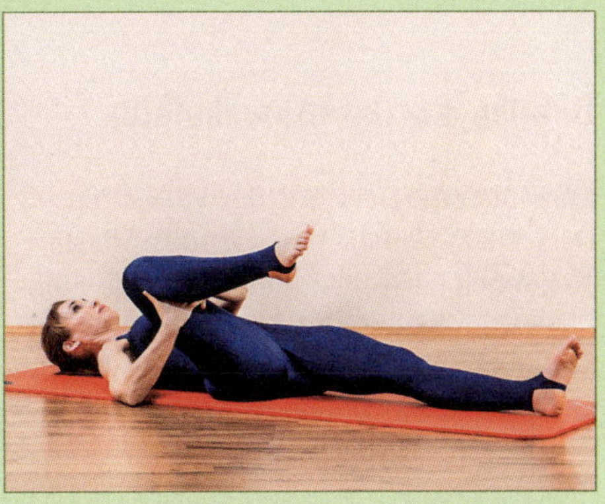

**1** **Mobilisation,** Übung 2: Hierzu strecken Sie ein Bein und ziehen das andere behutsam zu sich hin, mit beiden Händen oberhalb der Kniekehle.

**2** Beschreiben Sie mit dem umfassten Bein kleine Kreise. Ihr Oberschenkel bleibt locker, die Bewegung kommt nur aus den Armen. Beim Kreisen in der Hüfte bleibt das zweite Bein gestreckt. Auf der Gegenseite wiederholen.

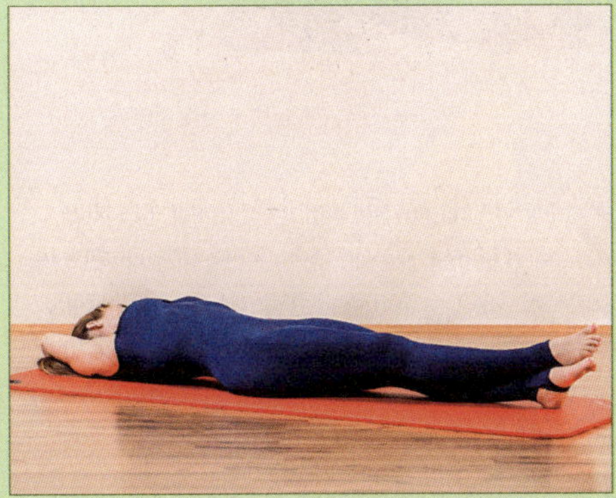

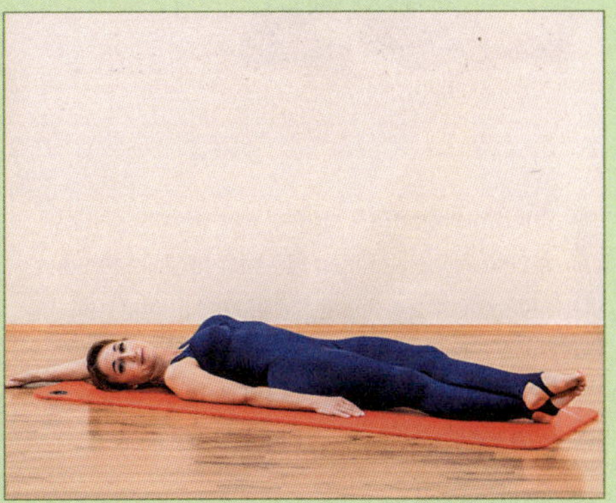

**1** Zur **Dehnung der seitlichen Muskelkette** legen Sie beide Füße über Kreuz zu einer Seite ab, wobei das Bein der zu dehnenden Seite über dem Bein der angenäherten Seite liegt.

**2** Der Oberkörper neigt sich zu jener Seite, auf der die Füße liegen. Der Rücken bleibt dabei in Bodenkontakt, drehen Sie ihn nicht mit. Die Hand der zu dehnenden Seite wird oberhalb des Kopfes abgelegt, sodass Sie mit Ihrem Körper ein großes C bilden. Wiederholen Sie die Übung auf der Gegenseite.

## Dehnen der Gesäßmuskulatur

Auch über die Dehnung der Muskeln im Gesäß lässt sich die Wirbelsäule entlasten. So können Sie Ihre Mobilität und Flexibilität in diesem Bereich verbessern. Auch hier gilt: An beide Körperseiten denken und die Übung dreimal wiederholen. Wenn der Vierfüßlerstand Ihnen Schmerzen bereitet, können Sie Ihre Gesäßmuskulatur stattdessen im Sitzen dehnen – mit der auf S. 92 beschriebenen Übung.

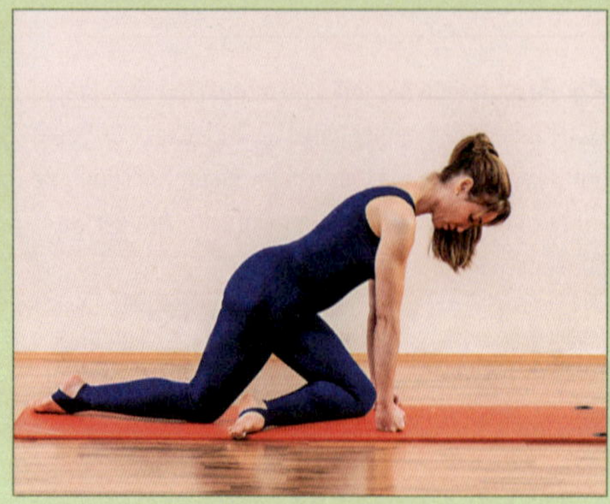

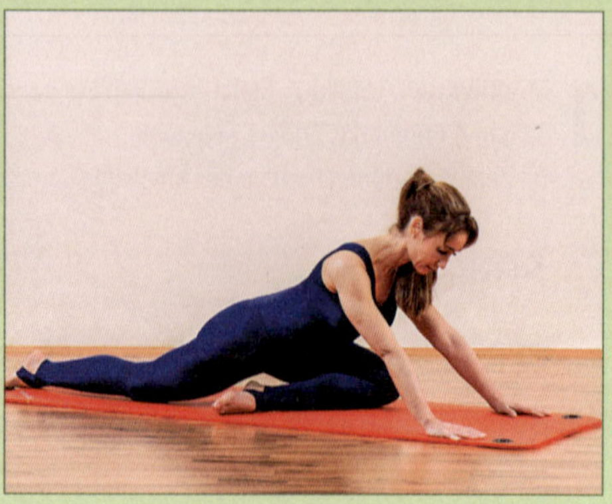

**1** Zur **intensiven Dehnung der tiefen Gesäßmuskulatur** begeben Sie sich zunächst in den Vierfüßlerstand. Bewegen Sie anschließend den linken Fuß vor das rechte Knie und legen Sie ihn auf Ihrer rechten Körperseite ab, sodass die Oberschenkel gekreuzt sind.

**2** Danach führen Sie den rechten Fuß langsam nach hinten, bis ein Dehnungsgefühl im Gesäß entsteht. Die Position gleicht einem Spagat mit einem angewinkelten Vorderbein. Nun legen Sie den geraden Oberkörper auf dem linken Oberschenkel ab und lassen die Hände Stück für Stück nach vorne wandern. Machen Sie sich ganz lang. Richten Sie sich behutsam wieder auf und wiederholen Sie die Übung auf der Gegenseite.

## Kraftübungen bei Hüft- und Kniearthrose – so geht's

Hüft- und Kniegelenke freuen sich gleichermaßen, wenn die angrenzende Muskulatur sie entlastet. Für diese Übungen empfiehlt sich ein sogenanntes Miniband, das Sie im Sanitätshaus erwerben können. Ihr Physiotherapeut hilft Ihnen auf Rückfrage bei der richtigen Auswahl oder auch dabei, aus einem Theraband, das Sie eventuell bereits besitzen, ein Band in der richtigen Länge zusammenzuknoten.

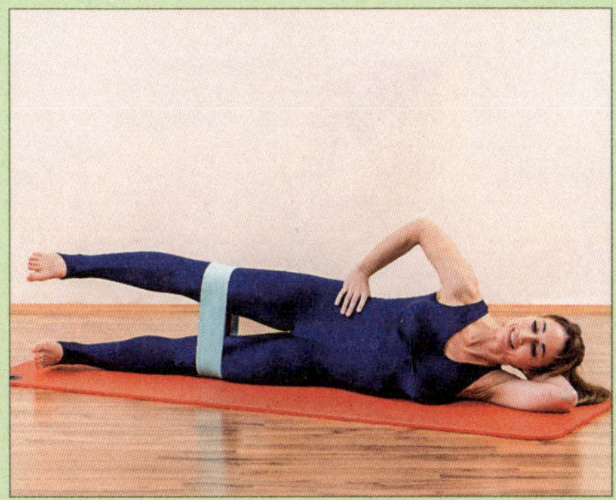

1 **Zur Kräftigung der tiefen Gesäßmuskulatur** legen Sie sich auf die Seite. Ihre Beine sind gestreckt, das Miniband bzw. Theraband umschließt Ihre Beine oberhalb der Knie. Sie halten den Oberkörper stabil aufrecht, dabei können Sie ihn mit einer Hand leicht stützen.

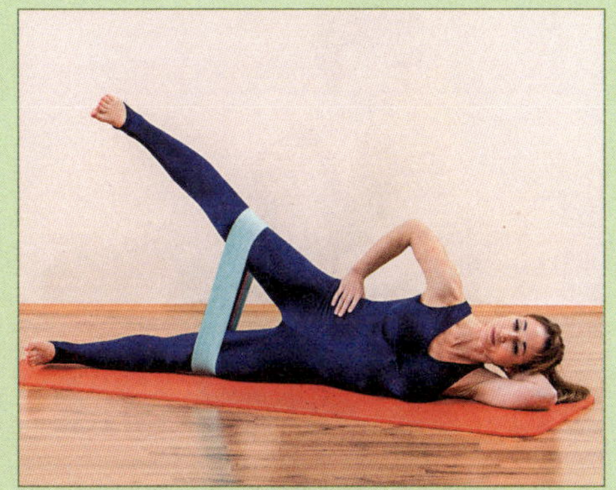

2 Entfernen Sie die Oberschenkel voneinander, der oben liegende wandert in Richtung Decke, wobei die Zehenspitze nicht nach oben zeigt, sondern nach vorne. Schließen Sie die Beine wieder. Wiederholen Sie die Übung dreimal, jeweils langsam und kontrolliert, wechseln Sie danach die Seite. Sollte Ihnen der Widerstand des Minibands zu intensiv sein, können Sie die Übung zunächst auch ohne Widerstand durchführen und das Band nutzen, sobald Ihnen die Übung leichter fällt. Für stärke Effekte kann das Miniband auch im Bereich der Knöchel oder um die Vorfüße angebracht werden.

## Kräftigung der Knie

Die klassische Kniebeuge, auch Squat genannt, ist in Form eines Boxsquats besonders gelenkschonend. Statt der benannten Box können Sie einen stabilen Stuhl verwenden, dessen Höhe so eingestellt werden sollte, dass Ihr Becken neutral (d. h. gerade) darauf abgesenkt werden kann. Am Anfang absolvieren Sie diese Übung am besten vor einem Spiegel, um Ihre Haltung zu überprüfen.

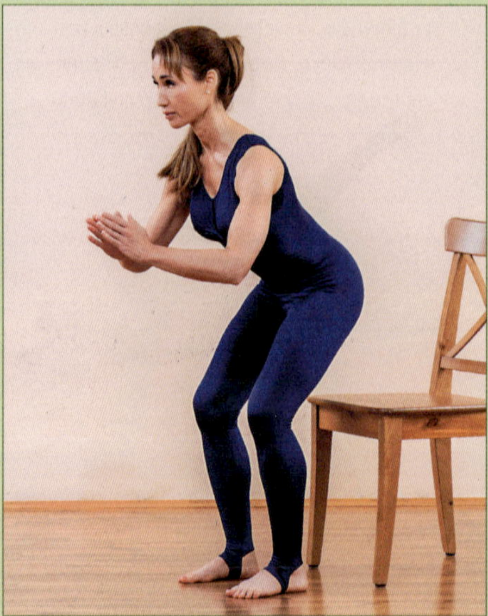

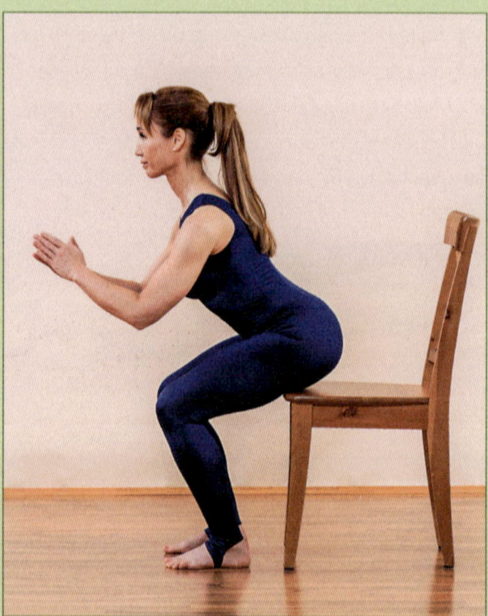

**1** Bei der Übung zur **Kräftigung der Knie** vermeiden Sie Hohlkreuz oder Rundrücken. Stellen Sie sich nun hüftbreit vor Box oder Hocker, gehen Sie leicht in die Knie, anfangs etwas breiter für optimalen Halt, und wippen Sie mit dem Becken hin und her.

**2** Ist eine neutrale Ausgangsstellung gefunden, senken Sie das Becken nach hinten, gehen Sie mit Ihren Schultern leicht nach vorne und setzen Sie sich ab.

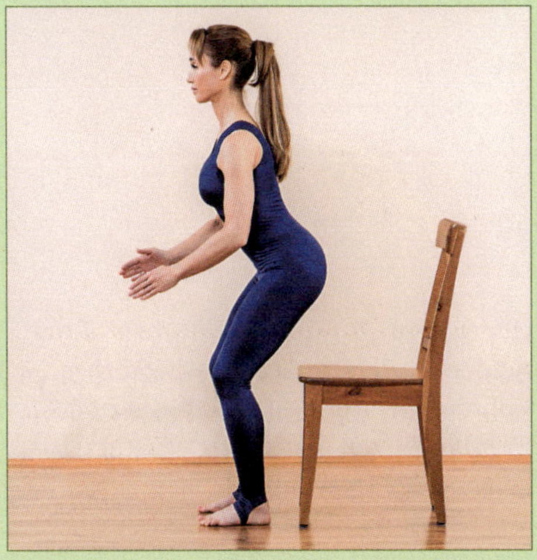

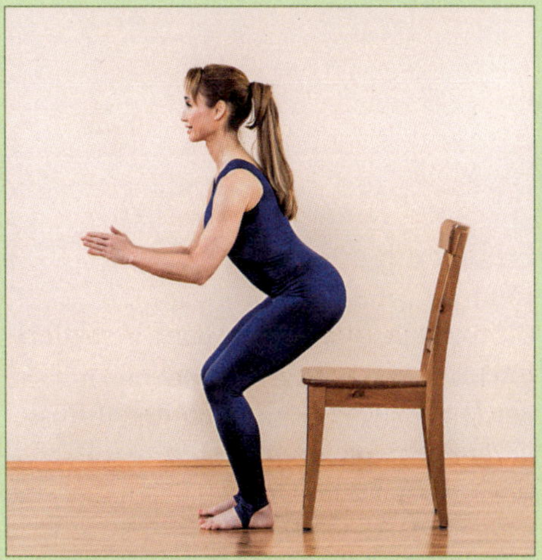

**3** Beim Hinsetzen strecken Sie die Arme nach vorne aus, beim Aufstehen senken Sie sie wieder ab. Mehrfach wiederholen. Wichtig ist, dass Becken und Lendenwirbelsäule in der Ausgangsstellung bleiben. Versuchen Sie, die Bewegung während der gesamten Übung zu kontrollieren und nicht zu „plumpsen".

**4** Vor allem das Hinsetzen sollte langsam und kontrolliert erfolgen. Je gerader Sie sich halten und je konzentrierter Sie Ihre Bewegungen ausführen, desto stärker werden Sie die Effekte spüren.

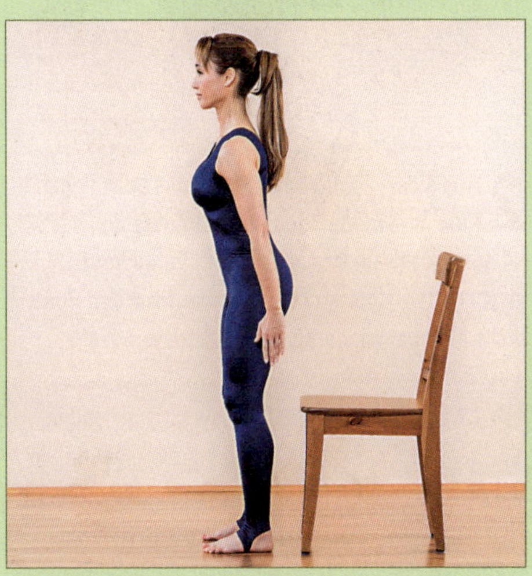

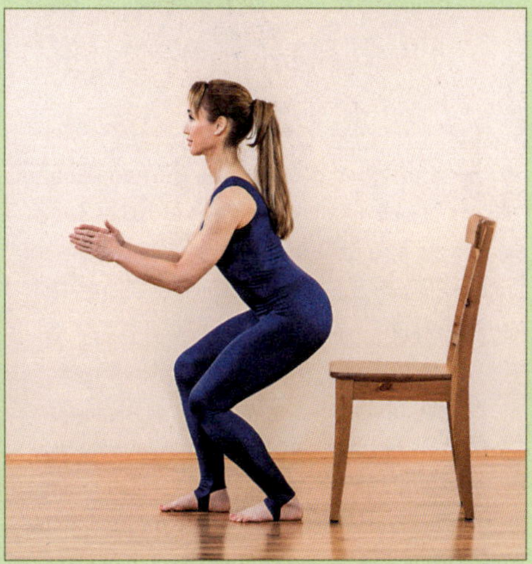

**5** Das Aufstehen darf schwungvoll geschehen. Achten Sie darauf, nicht ins Kippeln zu kommen und am Ende ganz gerade zu stehen, den Kopf erhoben, den Blick nach vorne gerichtet.

**6** Besonders geeignet für Menschen mit Kniearthrose ist der Boxsquat mit ungleich platzierten Füßen, bei dem der rechte Fuß so weit vorne steht, dass seine Ferse auf der Höhe der linken Zehen steht – und andersherum.

## Entlastung der Hüfte

Die folgende Übung wirkt dann besonders intensiv, wenn Sie ein Miniband verwenden (siehe auch S. 101). Sie kräftigt primär die äußere Schicht der Gesäßmuskulatur sowie die Ansatzsehnen am Bereich des Oberschenkels, wovon die Hüfte profitiert. Achten Sie darauf, dass Ihr Oberkörper während der Übung gerade bleibt und der Ellenbogen, mit dem Sie sich abstützen, genau unter Ihrer Schulter liegt.

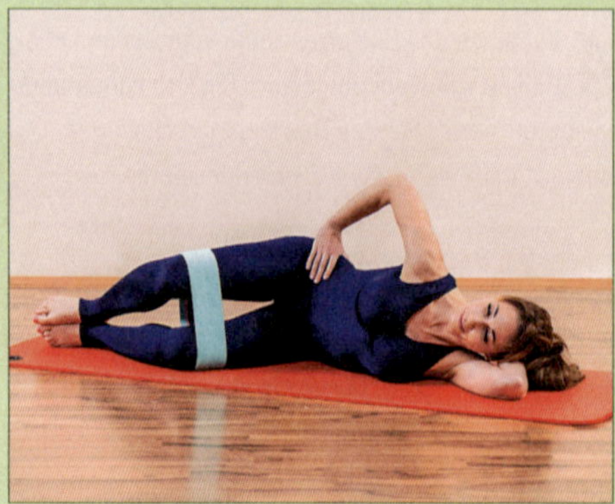

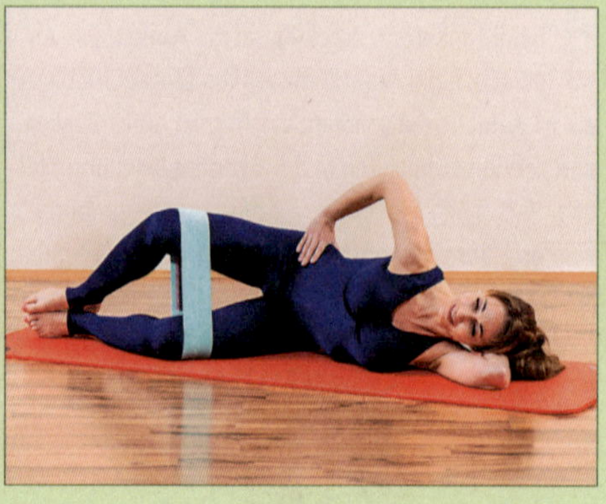

**1** Zur **Kräftigung der äußeren Hüftmuskulatur** eignet sich die Übung namens Muschel. Legen Sie sich auf eine Seite und winkeln Sie die Beine an. Stützen Sie sich auf den Unterarm, der Oberarm ist auf Spannung.

**2** Aus dieser Position heben Sie das oben liegende Knie an, arbeiten gegen den Widerstand des Minibands, langsam und kontrolliert. Ihr oberer Fuß liegt auf dem unteren auf, dieser verlässt den Boden nicht. Dreimal wiederholen, die Seite wechseln.

## Stabil auf einem Bein

Mehrere Augenblicke oder sogar Minuten auf einem Bein zu stehen, klingt simpel und ist doch so effektiv. Sie stabilisieren damit verschiedene Muskelgruppen auf einmal. Sie können das Auf-einem-Bein-Stehen ganz einfach in Ihren Alltag integrieren, zum Beispiel beim Zähneputzen oder Telefonieren. Achten Sie aber unbedingt, dass Sie eine Festhaltemöglichkeit in Reichweite haben, zum Beispiel einen stabilen Tisch, einen Hocker oder die Fensterbank.

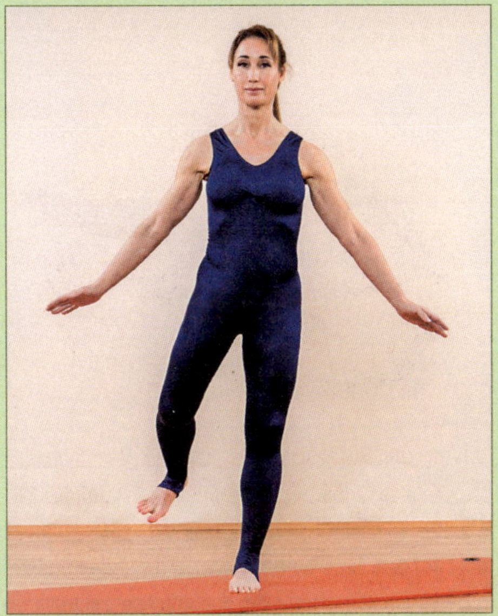

**1** Zur Tiefenstabilisation verschiedener Muskelgruppen eignet sich der **Einbeinstand**. Falls Sie ein Balancepad besitzen, können Sie es zur Intensivierung nutzen. Stellen Sie sich mit einem Bein auf den Boden oder das Balancepad. Halten Sie kurz die Spannung.

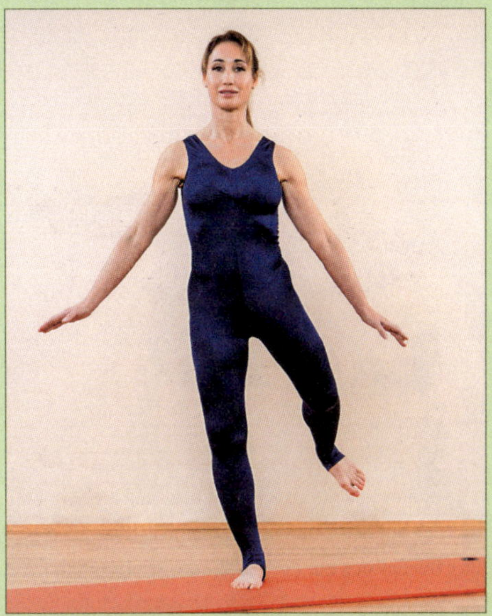

**2** Versuchen Sie, mit dem freien Bein einen Kreis oder eine Acht zu malen. Ungeübte sollten einen Stuhl oder Tisch zum Festhalten nutzen. Die Übung funktioniert aber auch ohne Balancepad.

# Kraftübungen bei Arthrose in den Wirbeln – so geht's

Auch bei Arthrose der Wirbelsäule eignet sich der Boxsquat (siehe S. 102) gut. Wenn Sie darüber hinaus Ihre Bauchmuskulatur trainieren, stabilisieren Sie die Gelenke besonders effektiv. Und denken Sie auch daran: Nur im Zusammenspiel entfalten Rücken-, Bauch-, Gesäß- und Oberschenkelmuskulatur ihr volles schmerzlinderndes und neuen Schmerzen vorbeugendes Potenzial.

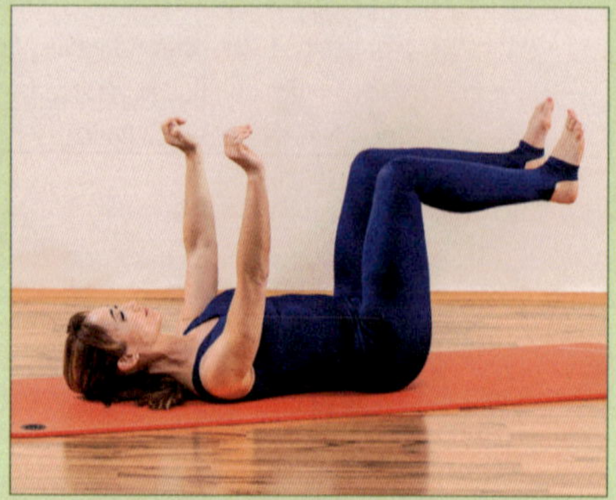

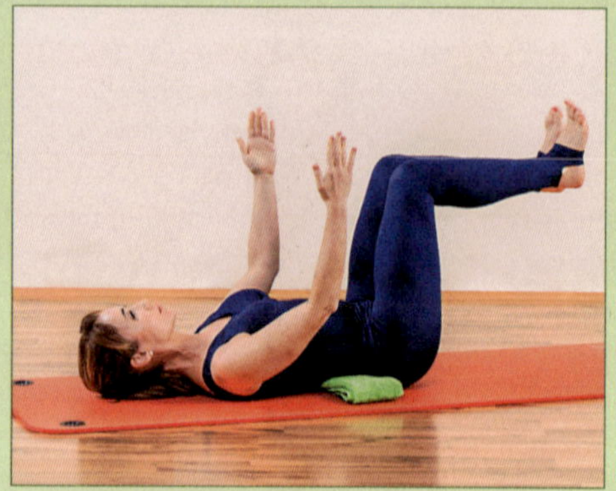

**1** Zur **Verbesserung der Kontrolle über Ihre Rumpfmuskulatur** begeben Sie sich in die Rückenlage und testen Sie, welches Level sich für Sie eignet. Level 1 beginnt mit angewinkelten Beinen, wobei Sie mit Ihrer Lendenwirbelsäule Kontakt zum Boden aufbauen.

**2** Bei ausgeprägtem Hohlkreuz sollte ein zusammengerolltes Handtuch den Zwischenraum zum Boden ausfüllen. Halten Sie nun den Kontakt zum Handtuch.

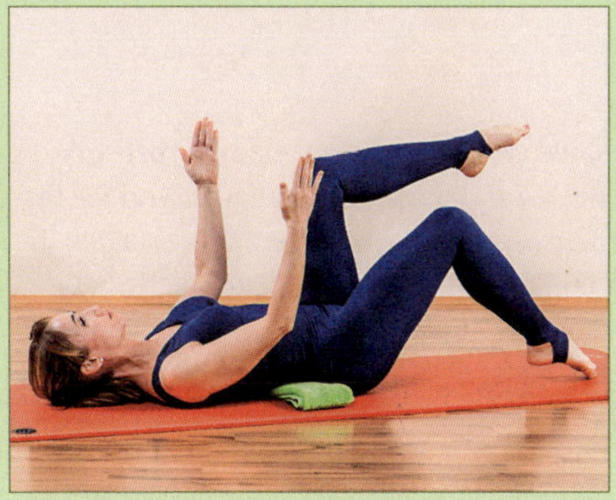

**3** Level 2: Während Sie einen Fuß anheben und wieder abstellen, achten Sie auf den Kontakt der Lendenwirbelsäule zum Boden bzw. Handtuch und halten den Druck kontrolliert in dieser Position. Wichtig: Es sollte nicht gepresst, sondern nur ein sanfter Kontakt gehalten werden.

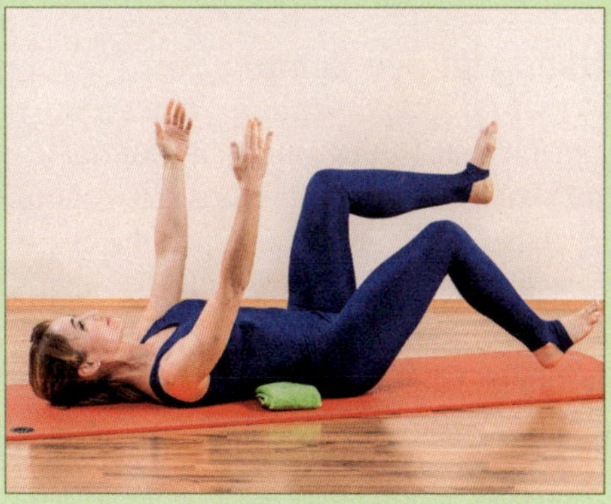

**4** Noch besser sind gerade Füße, sodass Sie mit den Fersen zwischendurch den Boden berühren. Achten Sie darauf, dem Fuß kontrolliert zu Boden zu bringen und wieder abzuheben.

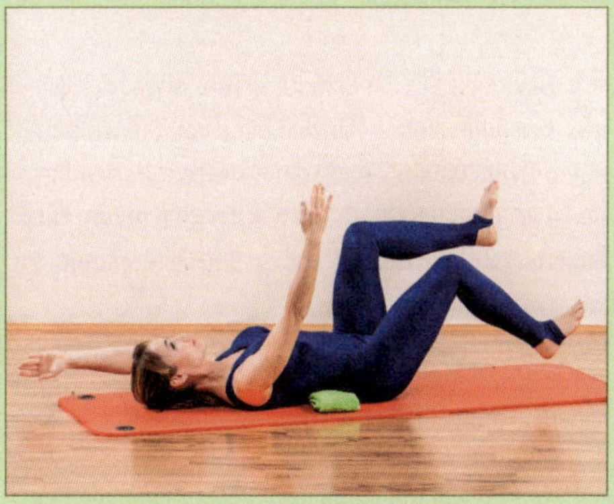

**5** Für Level 3 heben Sie Ihre Arme und Beine über Kreuz an, also den rechten Arm mit dem linken Bein und umgekehrt. Führen Sie den jeweils anderen Arm über Kopf zum Boden.

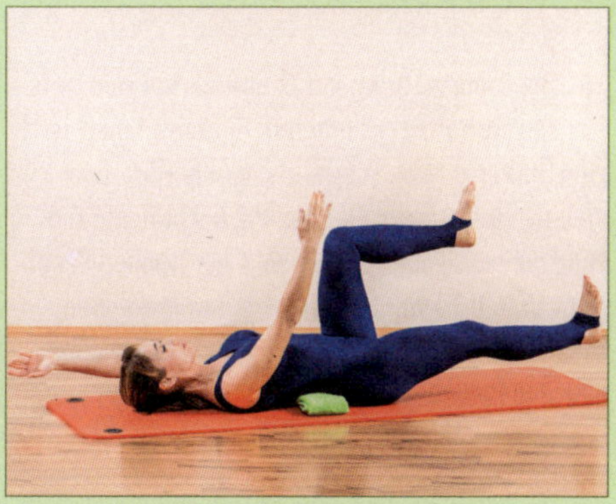

**6** Für Level 4 wiederholen Sie die Bewegungsabläufe von Level 3, strecken Sie jedoch das Knie des unteren Beins.

## Übung für den Rumpf

Die folgende Übung kräftigt die Rumpfmuskulatur, speziell die Bauchmuskulatur. Auch bei ihr kommt es nicht auf die Geschwindigkeit an, sondern auf die Genauigkeit. Achten Sie darauf, dass Ihre Schulterblätter nach hinten in Richtung Wirbelsäule ziehen und die Lendenwirbelsäule flach auf der Matte bleibt, während Sie Ihre Beine und Arme bewegen. Schieben Sie Ihren Kopf auf der Matte sanft nach oben, das streckt Ihre Wirbelsäule auf angenehme Weise.

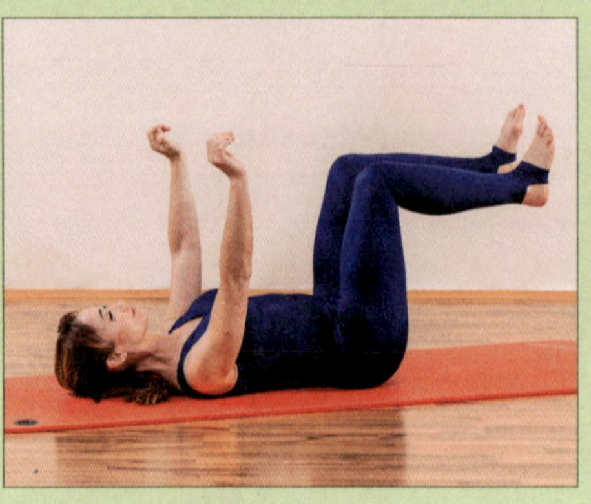

**1** Die **Stemmübung zur Stabilisation des unteren Rumpfes** bei unterem Rückenschmerz ist eine Übung in Rückenlage, bei der Sie Hüft- und Kniegelenke in einen 90-Grad-Winkel bringen. Die Füße sollten so abgewinkelt sein, als stünden Sie an einer Wand. Sie bringen Ihre Arme so nach oben, dass sich die Handflächen anschauen, die Ellenbogen sind dabei leicht gebeugt und sollten nicht weiter außen stehen als die Handgelenke.

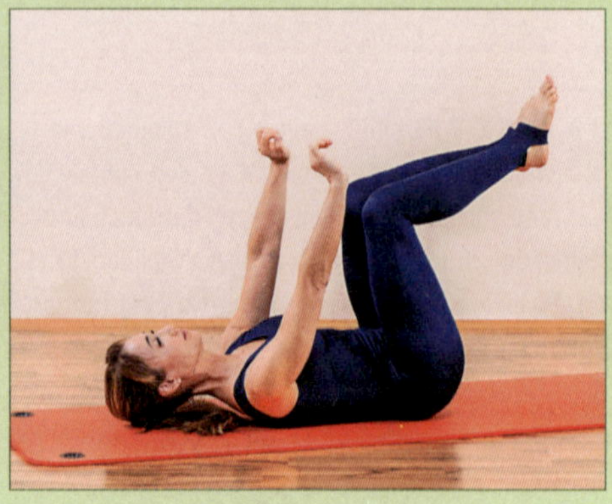

**2** Bewegen Sie die Schulterblätter etwas zur Wirbelsäule, stellen Sie sich dann vor, Sie wollten einen Gymnastikball nach oben stützen. Halten Sie diese Position und schieben Sie die Knie etwas nach oben in Richtung Decke. Halten Sie die Spannung 20 bis 30 Sekunden.

## Übung für die Lendenwirbel

Viele Jahre lang hieß es, Rückenschmerzpatienten müssten den Rundrücken vermeiden, denn ein runder Rücken belaste die Bandscheiben übermäßig. Heute wissen wir aber: Die Bandscheiben brauchen ein gewisses Maß an Belastung. Den Rücken manchmal rund zu machen, kann Schmerzen beim Bücken vorbeugen bzw. sogar dagegen helfen. Auf die Kraft und Kontrolle in den Bewegungen kommt es an. Beide können Sie mit der folgenden Übung aufbauen.

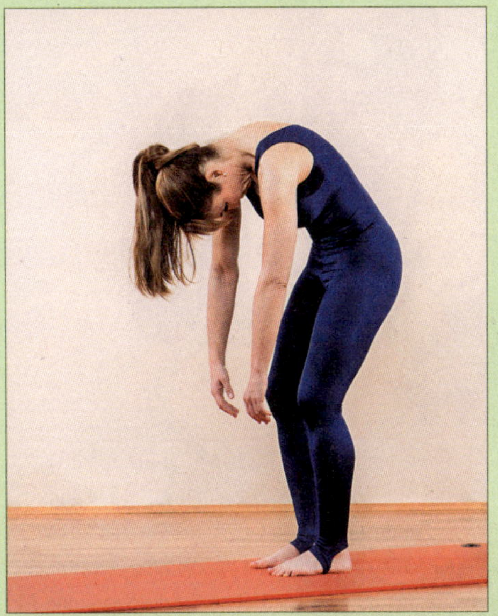

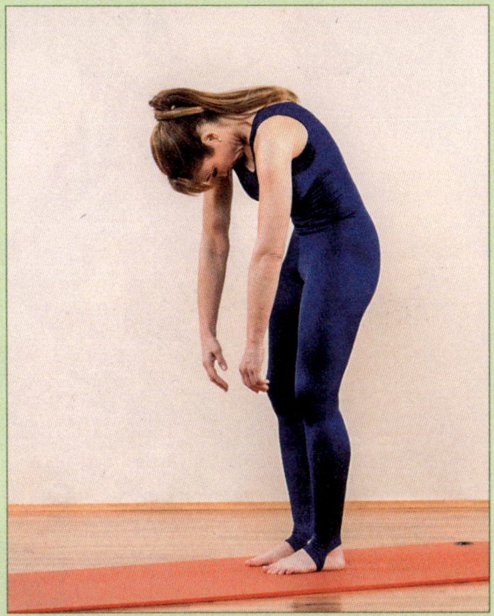

**1** Die Übung **Jefferson Curl** schenkt eine gute Kontrolle über die Lendenwirbelsäule, auch in der Beugung. Üben Sie zunächst ohne Gewichte, gehen Sie in Ihr normales Bewegungsausmaß, halten Sie Ihre Knie ganz leicht gebeugt. Rollen Sie sich Wirbel für Wirbel langsam nach unten, wobei die Arme hinunterhängen. Bringen Sie dafür erst das Kinn zur Brust, dann das Brustbein in Richtung Schambein.

**2** Während des Aufrichtens stellen Sie sich vor, Sie hätten ein Gewicht am Steißbein, das Sie langsam wieder nach oben zieht. Wenn Sie anfangs nicht sehr tief kommen, haben Sie Geduld! Wiederholen Sie die Übung und versuchen Sie, immer tiefer zu kommen. Mit der Zeit wird die Dehnbarkeit oft so groß, dass Sie auch von einer Treppenstufe aus auf den Boden kommen oder sogar Gewichte nutzen können, die Sie behutsam anheben.

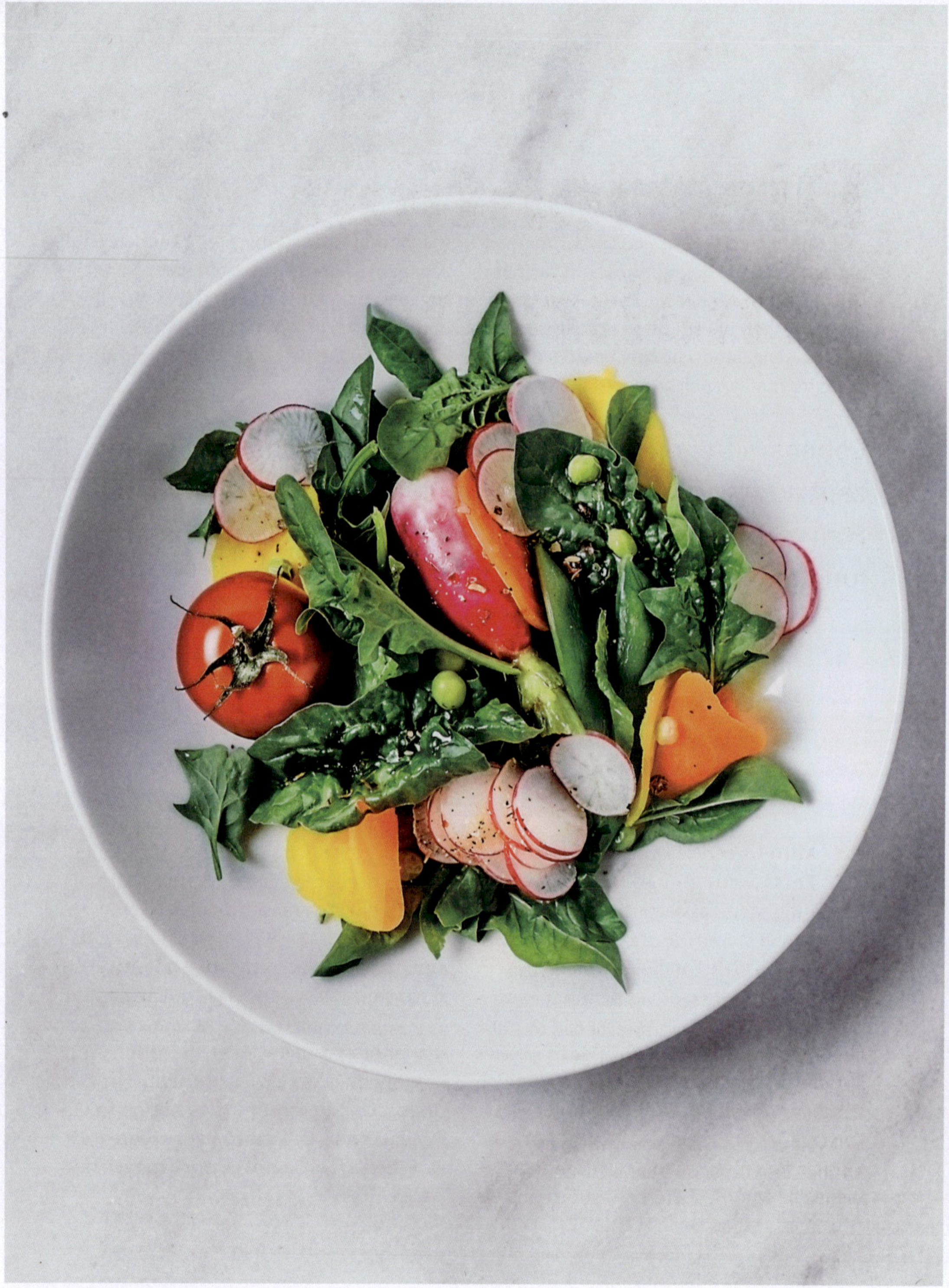

# Die richtige Ernährung

Lebensmittel oder Vitamine, die Arthroseschmerzen wegzaubern, sind noch nicht gefunden. Dafür häufen sich die Hinweise darauf, dass schon einfache Ernährungsumstellungen die Schmerzen anhaltend lindern können.

**Mittelmeerdiät, vegane Ernährung, Entsäuerung** – diese Stichwörter fallen häufig, wenn es darum geht, besser mit Arthrose zu leben. Die dazugehörigen Konzepte haben viele Parallelen, vor allem aber eine: Patentrezepte gibt es nicht.

Aus wissenschaftlicher Sicht gibt es keine allgemeingültigen Regeln, doch vieles spricht für einen Speiseplan mit reichlich frischen, pflanzenbasierten Zutaten. Dass Fertiggerichte, Frittiertes, Wurstwaren und Süßigkeiten eher schädlich sind, ahnen Sie vielleicht schon. Probieren Sie doch mal die mediterrane Küche, bei der häufig Grillgemüse, frischer Fisch, Salate und Antipasti mit feinem Olivenöl auf den Tisch kommen.

Tatsächlich weisen Untersuchungen darauf hin, dass Übergewichtige mit Arthrose versuchen sollten, etwas abzunehmen. Mit den Kilos verschwinden auch viele Beschwerden, vor allem, wenn die Arthrose im Kniegelenk sitzt. Doch Vorsicht: Einfach kaum noch zu essen und Vitamine sowie Mineralien in Kapselform zuzuführen, ist nach heutigem Stand der Forschung keine Alternative.

# Übergewicht abbauen – Gelenke schonen

**Es lässt sich nicht vermeiden, das leidige Thema Gewicht. Denn Studien zeigen: Arthroseschmerzen, vor allem jene im Knie, verbessern sich nach dem Abnehmen erheblich.**

**Insgesamt empfehlen Wissenschaftler** bei Arthrose einhellig Normalgewicht. Wenn Sie also mehr wiegen, als aus medizinischer Sicht als gesund gilt, spricht einiges dafür, eine Gewichtsreduktion zumindest zu versuchen. Jedes Kilo zählt. Vor allem Ihre Knie werden es Ihnen danken, fortan weniger tragen zu müssen. Auf andere Gelenke wirkt sich ein Minus an Fettpolstern eher indirekt aus: Im Fettgewebe stecken Botenstoffe, die Entzündungen fördern. Weniger Fett bedeutet also weniger Entzündungsauslöser und möglicherweise weniger Schmerzen.

Weniger Last bedeutet weniger Druck auf die Gelenke – so können sie sich eher regenerieren. Wenn Sie also mit ausgewogener Kost und viel Bewegung Übergewicht abbauen, haben auch Sie eine Chance auf mehr Wohlbefinden.

### Wann spricht man von Übergewicht?

Die Fachwelt definiert ein normales Gewicht im Erwachsenenalter als einen Body-Mass-Index (BMI) von 18,5 bis 24,9 kg pro Quadratmeter. Übergewicht beginnt bei einem BMI von 25 kg/m². Ab einem BMI von 30 kg/m² sprechen Experten dann von krankhaftem Übergewicht, fachsprachlich: Adipositas. Die Grenzen werden allerdings nicht streng gezogen. Ältere Menschen dürfen grundsätzlich mehr auf die Waage bringen als jüngere, bevor ihr Arzt sie als übergewichtig einstuft.

### → BMI berechnen

Nehmen Sie Ihre Körpergröße in Metern zum Quadrat. Durch diesen Wert teilen Sie dann Ihr Körpergewicht in Kilogramm. Die Formel heißt BMI = kg/m². Bei Menschen mit 1,60 m beträgt das gesunde Gewicht somit 47,36 kg bis 63,97 kg. Mit 1,70 m gelten 53,47 kg bis 72,22 kg als normal. Mit 1,80 m umfasst das empfohlene Gewicht den Bereich von 59,94 kg bis 80,97 kg.

Die Internetseiten einiger Krankenkassen bieten anwenderfreundliche Kalkulatoren, mit denen Sie Ihre Werte berechnen lassen können. Allerdings gelten die Richtwerte nur für Menschen mit einem nicht übermäßig muskulösen Körperbau. Muskelmasse ist schwerer als Fett: Sind Sie sehr trainiert und voller Muskelpakete, haben Sie sicherlich einen hohen Body-Mass-Index, aber dennoch wenig Fettdepots.

### Auf die Fettverteilung kommt es an

Für die Beurteilung, ob Sie abnehmen sollten, spielt bei geringem Übergewicht die Fettverteilung eine Rolle. Frauen zum Beispiel leben von Natur aus mit einem höheren Körperfettanteil – 21 bis 36 Prozent gelten als Normalwerte. Bei Männern hingegen liegen 8 bis 25 Prozent Körperfettanteil im gesunden Bereich. Auch wo das Fett sitzt, ist entscheidend für die Gesundheit: Nach aktuellem Stand der Forschung sind Polster im Bauchbereich, das sogenannte viszerale Fettgewebe, schädlicher als Fettgewebe am Po oder den Oberschenkeln. Denn das viszerale Fettgewebe sendet mehr entzündungsfördernde Botenstoffe durch den Körper als Fettgewebe in anderen Regionen.

Wenn Sie also aus medizinischer Sicht zu viel wiegen, Ihr Körperfettanteil hoch liegt oder Sie vor allem um den Bauch herum gut gepolstert sind, spricht besonders viel für eine Arthrosediät. Ziel ist dabei nicht ein bestimmter Taillenumfang oder eine Kleidergröße, sondern es geht ausschließlich um Ihre Gelenkgesundheit, Ihr Wohlbefinden und Ihre Beweglichkeit.

### Grundsätzliche Prinzipien des Ab- und Zunehmens

Wenn Sie schon einmal eine Diät gemacht haben, kennen Sie das: Die Anzahl der Shakes, Tabletten und Tees, die die Sättigung steigern, den Stoffwechsel ankurbeln und die Fettverbrennung beschleunigen sollen, wird immer unübersichtlicher. Fakt ist aber auch: Viele Menschen nehmen damit zwar schnell ein bisschen ab – dann aber rasch wieder zu. Hat der Stoffwechsel erst mal auf den Notstandsmodus umgeschaltet, dreht er hinterher jede Kalorie dreimal um. Wenn Sie dann so viel essen wie vor der Diät, legen Sie unweigerlich Fettdepots an – Ihr Körper will Sie für die nächs-

---

**Studien mit Menschen mit Kniearthrose zeigen:** Wer adipös war und dann zehn Prozent des Körpergewichts abbaute, bei dem nahmen auch die Schmerzen im Knie ab. Teilweise tat es buchstäblich nur noch halb so weh! Bei der Arthrose der Hüfte deuten kleinere Studien in dieselbe Richtung.

te (vermeintliche) Hungersnot stärken. Am erfolgversprechendsten ist es also, Ernährungs- und Bewegungsgewohnheiten in kleinen Schritten umzustellen, damit Sie lange durchhalten.

### Kennen Sie Ihren Grundumsatz

Die Energie, die Ihren Stoffwechsel am Laufen hält, wird in unseren Breitengraden in Kilokalorien gemessen. Wie viele davon Sie im Laufe eines Tages verbrennen, hängt von vielen Faktoren ab:

- davon, wie alt Sie sind (junge Menschen verbrennen mehr)
- von Ihrem Geschlecht (Frauen verbrennen weniger)
- davon, wie viel Sie sich bewegen (schwere körperliche Arbeit schlägt mit etwa 1500 Kalorien pro Tag zu Buche, Herumsitzen nur mit rund 600)
- von Ihrem aktuellen Gewicht (schwere Menschen verbrennen mehr als leichte)
- von Ihrer Vorgeschichte (z. B. genetische und hormonelle Faktoren, vorher durchlebte Diäten, Medikamente, die Sie einnehmen)

Der männliche Körper hat von Natur aus einen höheren Muskel- und einen niedrigeren Fettanteil. Muskeln aber benötigen selbst im Ruhezustand mehr Energie als Fettmasse. Frauen können ein Stück weit aufholen, wenn sie Muskeln aufbauen, indem sie trainieren. Essen beide Partner immer gleich viel, nimmt bei gleicher Aktivität die Frau tendenziell zu, der Mann nicht.

## So viel Kalorien verbrennen Sie am Tag

Die Deutsche Gesellschaft für Ernährung (DGE) hat Richtwerte veröffentlicht – hier sehen Sie, wie viele Kilokalorien Menschen unterschiedlichen Alters täglich ungefähr verbrennen.

| Alter | Frau, wenig aktiv | Mann, wenig aktiv | Zusätzlich bei viel Bewegung |
|---|---|---|---|
| 19–24 Jahre | 1900 | 2400 | 600–700 kcal |
| 25–50 Jahre | 1800 | 2300 | 600–700 kcal |
| 51–64 Jahre | 1700 | 2200 | 500–600 kcal |
| ab 65 Jahre | 1700 | 2100 | 400–700 kcal |

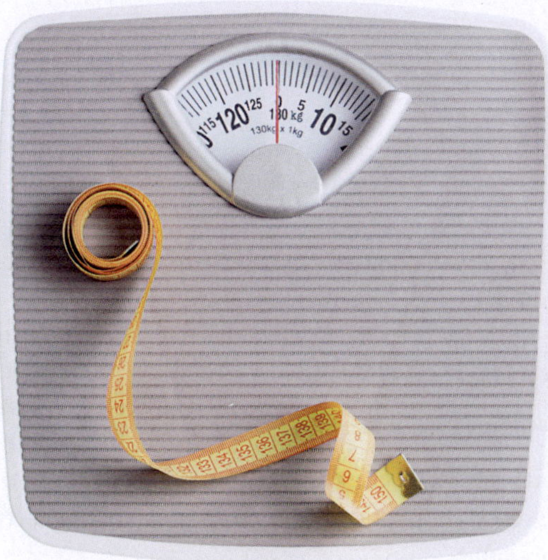

**Das richtige Maß**

Zahlen geben zwar Hinweise darauf, ob und wo Sie abnehmen sollten. Das wichtigste Ziel ist jedoch, dass es Ihnen besser geht.

Zusätzlich gibt es die Faustregel, mit der Sie Ihren persönlichen aktuellen Kalorienbedarf ermitteln können: Körpergewicht in kg x 30 = Anzahl der pro Tag verbrannten Kalorien. Mit 70 Kilo dürften Sie prinzipiell 2100 Kalorien zu sich nehmen und würden Ihr Gewicht halten. Abzüge gäbe es für Inaktivität und hohes Alter, Zuschläge für Sport, handwerkliche Tätigkeiten, Jugend, aber auch Schwangerschaft und Stillzeit, die Energie benötigen.

### Eigentlich eine einfache Rechnung

Um abzunehmen, sollten Sie täglich 500 Kalorien weniger zu sich nehmen, als Sie für den Erhalt Ihres jetzigen Gewichts benötigen. Das schaffen Sie entweder, indem Sie

- für alles, was Sie essen und trinken, die Kilokalorien zusammenzählen,
- überlegen, wo Sie täglich 500 Kalorien einsparen können (z. B. Nachtisch und Feierabendbier auslassen) oder
- sich so viel mehr bewegen, dass Ihr Gesamtumsatz um 500 Kalorien steigt.

Prinzipiell verbotene Lebensmittel oder Nährstoffgruppen gibt es dabei nicht. Zum Beispiel gilt: Keine Angst vor Fett! Pflanzliche Öle mit einfach oder mehrfach ungesättigten Fettsäuren sind, in Maßen genossen, ausgesprochen gesund. Von Ihrem Speiseplan streichen sollten Sie allerdings industriell gehärtete Fette wie Frittierfett oder auch Margarine.

Um das „Projekt Abnehmen" so angenehm wie möglich anzugehen, haben Sie mehr Möglichkeiten, als Sie vielleicht ahnen. Sie können einen Kurs buchen – sei es vor Ort, in Ihrer Nähe, sei es im Internet; sei es eher ein Coaching allein mit einer Ernährungsberaterin, sei es in Form von Gruppentreffen. Wenden Sie sich an Ihre Krankenkasse, oft bezuschusst sie solche Angebote oder veranstaltet sie sogar selbst. Wenn Ihr Body-Mass-Index in den Bereich der Adipositas fällt, steht Ihnen eventuell sogar eine Reha-Maßnahme zu. Dort erwarten Sie leichtes, aber schmackhaftes Essen, Kochkurse, Ernährungsberatungen, ein Sport-

Checkliste

## Wo lauern Ihre Kalorienfallen?

Beantworten Sie die folgenden Fragen so ehrlich wie möglich:

- ☐ Essen Sie oft nebenbei – während Sie fernsehen, lesen oder Auto fahren?
- ☐ Stillen Sie Ihren Durst oft mit Limonaden, Saft, Cola oder Energy-Drinks?
- ☐ Gehört zu Ihren Mahlzeiten ein Nachtisch?
- ☐ Knabbern Sie gerne zwischendurch oder abends?
- ☐ Wenn Sie Fleisch essen, tun Sie dies stets „mit Haut und Haaren" – inklusive Fetträndern oder Krusten?
- ☐ Kochen Sie gerne mit viel Butter und/oder Sahne?
- ☐ Lieben Sie Frittiertes und Paniertes?
- ☐ Belohnen Sie sich mit etwas Süßem, wenn Ihnen etwas gut gelungen ist?
- ☐ Bekämpfen Sie Traurigkeit, Wut, Angst mit Essen oder Alkohol?

Die gute Nachricht: Je häufiger Sie jetzt mit Ja geantwortet haben, desto mehr Möglichkeiten haben Sie, Ihre Essgewohnheiten ohne Magenknurren auf „kalorienreduziert" umzustellen.

programm und weitere Angebote, zum Beispiel ein Coaching beim Psychologen.

### Mit einer OP Gewicht reduzieren?

Ab einem Body-Mass-Index von 40 kg/m² und wenn jedes Abnehmprogramm gescheitert ist, kommt die Adipositas-Chirurgie infrage. Bei den heute üblichen Verfahren wird der Magen stark verkleinert und ein großes Stück Dünndarm ausgeschaltet. Das OP-Risiko ist inzwischen gering. Doch die Patienten müssen ein Leben lang ihre Ernährung stark umstellen und Supplemente einnehmen. Daher ist das Sinnvollste immer, eine Gewichtsreduktion zunächst auf anderen Wegen zu versuchen! Sicher unterstützen Sie Ihre Familie und Freunde gerne.

# Die Küche als Hausapotheke

Kräuter, Wurzeln oder Früchte als Medizin einsetzen – schön wär's! Aber manch ein Lebensmittel kann Ihren Körper – und Ihre Gelenke – durchaus stärken.

**„Ein guter Koch ist ein guter Arzt"**, besagt ein altes deutsches Sprichwort. Und das zu Recht: Immer mehr wissenschaftliche Studien zeigen auf, dass Essen und Trinken Krankheiten begünstigt (oder auch fernhält). Am aussagekräftigsten in dieser Hinsicht sind Längsschnittstudien, an denen Tausende von Menschen über mehrere Jahre teilnehmen. Weltweite Berühmtheit erlangte die spanische PREDIMED-Studie.

### Mittelmeerdiät im Fokus

Der Name PREDIMED ist eine Abkürzung von „Prevención con Dieta Mediterränea", also Vorsorge durch Mittelmeerdiät. Zwischen 2003 und 2010 rekrutierten spanische Wissenschaftler fast 7500 Männer und Frauen im Alter ab 55 Jahren, die ein erhöhtes Risiko für Schlaganfall, Herzinfarkt etc. mitbrachten. Sie wurden in drei Gruppen aufgeteilt: Eine ernährte sich fortan mit mediterraner Kost und bereitete ihre Gerichte mit Olivenöl zu. Eine zweite aß mediterran und täglich Nüsse. Eine dritte Gruppe war auf eine fettarme Diät gesetzt worden. Alle hatten Typ-2-Diabetes oder mehrere andere Risikofaktoren wie Übergewicht oder Bluthochdruck.

### → Typisch Mittelmeerdiät

Gemüse, Salate, Sprossen, Nüsse, Oliven, Hülsenfrüchte, Reis und Vollkornprodukte dominieren die Mahlzeiten. Milchprodukte gibt es meistens in Form von Käse oder Joghurt. Dreimal pro Woche Fisch, zweimal Geflügel gelten als ideal, rotes Fleisch hat Seltenheitswert. Statt Butter oder Rapsöl dient Olivenöl zum Marinieren, Braten oder Würzen. Frische Kräuter, Zwiebeln und Knoblauch, die Salz teilweise ersetzen, sorgen für Pfiff.

Es zeigte sich, dass die Gruppen mit Mittelmeerdiät sehr viel weniger Herz-Kreislauf-Probleme entwickelten als die Kontrollgruppe, die sich fettarm ernährte. Interessant auch: Die Gruppe, die im Rahmen der Studie viel Olivenöl zu sich nahm, nahm von allen drei Gruppen am stärksten ab – die Teilnehmer unter fettarmer Diät verloren am wenigsten Gewicht. Offenbar haben Menschen, die mediterran essen, auch ein vermindertes Risiko, an Diabetes mellitus Typ 2 zu erkranken und sind ein Stück weit vor Demenz geschützt. Anhand von Blutproben stellten Wissenschaftler zudem fest, dass unter der mediterranen Ernährung bestimmte Entzündungsmarker sinken.

### Mittelmeerdiät und Arthrose

Mehrere Untersuchungen bescheinigten der mediterranen Küche, auch den Arthroseschmerz zu lindern. Der Gelenkverschleiß der Knie blieb zwar bestehen, aber die Patienten berichteten nach einigen Monaten Mittelmeerdiät von deutlich weniger Beschwerden als zuvor. Mögliche Ursachen dafür sind die entzündungshemmende Wirkung der Omega-3-Fettsäuren im Seefisch und in den Walnüssen sowie die ungesättigten Fettsäuren im Olivenöl. Wichtig zu wissen: Die wissenschaftlichen Studien beschreiben die Mittelmeerküche der 1960er-Jahre. Döner und Gyrosfladen gab es noch nicht. Gegrillt, gebraten, gekocht und gebacken wurde das, was günstig zu haben war. Zum Süßen dienten eher Honig und Früchte als Zucker. Frisches und saisonales Gemüse, Obst und Salat wuchsen im Garten. Der Fang des Tages aus dem Meer sorgte für Abwechslung, ab und zu wurde ein Huhn oder Lamm geschlachtet und öfter mal mit dem Nachbarn getauscht. Und insgesamt galt: Je bunter, desto besser. Denken Sie also zum Beispiel an:

- Salatberge mit Seelachs oder frischem Fleisch vom Grill
- gefüllte Auberginen, Weinblätter oder Paprika
- Risotto
- Linsen-, Bohnen- oder Kichererbsen-Eintöpfe
- Gemüsesuppen
- Antipasti
- gegrilltes Gemüse
- frische Trauben, Nüsse, Mandeln, Oliven oder getrocknete Tomaten als Snacks

### Wertvolle Fettsäuren

Vor allem in Olivenöl und Seefisch vermuten Ernährungswissenschaftler die Erklärung dafür, dass die Mittelmeerdiät sich positiv auf viele Erkrankungen auswirkt. Olivenöl enthält zu etwa 70 Prozent einfach ungesättigte Fettsäuren und zu etwa 10 Prozent mehrfach ungesättigte Fettsäuren. Während tierische und auch manche pflanzliche Fette Entzündungen fördern, wirken die Polyphenole im Olivenöl entzündungshemmend. Außerdem beeinflusst es den Cholesterinspiegel positiv, erweitert behutsam die Gefäße und macht Verkalkungen und Thrombosen weniger wahrscheinlich. Seefisch mit seinem von Natur aus hohen Gehalt an Omega-3-Fettsäuren ist die perfekte Ergänzung dazu. Denn Omega-3-Fettsäuren wirken ebenfalls Entzündungsreaktionen im Körper entgegen – auch denen, die eine aktivierte Arthrose begünstigen und die Schmerzen verstärken.

### Entzündung und Übersäuerung

Wie bereits angesprochen, gehen Ernährungsexperten heute vermehrt davon aus,

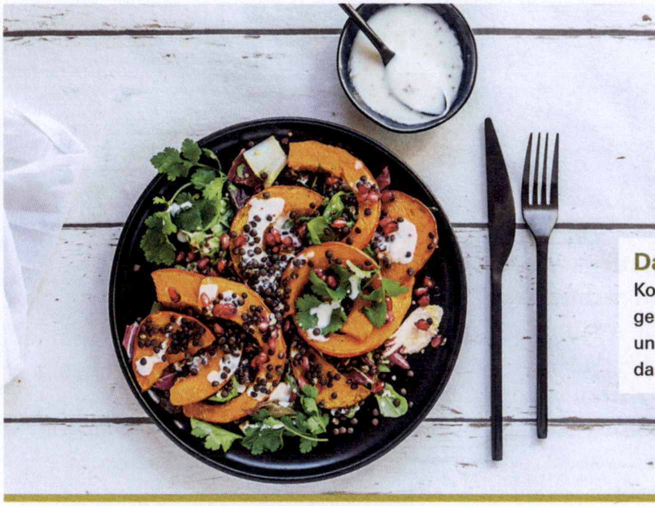

**Das Auge isst mit!**
**Kombinieren Sie, was Sie mögen, würzen Sie mit Kräutern und Früchten und genießen Sie das Ergebnis.**

dass Entzündungen verschiedene Krankheiten entweder auslösen oder verschlimmern. Bei der Arthrose wären hier Schübe der aktivierten Arthrose zu nennen sowie Muskel- und Bindegewebsschmerzen, die mit Entzündungen zu tun haben können. Aber auch eine Übersäuerung des Blutes steht im Verdacht, chronische Erkrankungen auszulösen oder zu verschlimmern. Sowohl die Entzündungen als auch die Übersäuerungen, von denen Forscher hier sprechen, verlaufen still. Sie verursachen keine eindeutigen Symptome und es gibt auch keine aussagekräftigen Tests dazu.

Zur entzündungshemmenden Wirkung bestimmter Speisen und Medikamente wird umfangreich geforscht. Schweinefleisch, Schweineschmalz oder Wurst zum Beispiel enthalten viel Arachidonsäure, die zu Entzündungen und einem verstärkten Schmerzempfinden führen kann.

Diese Effekte lassen sich aber dadurch vermeiden, dass Sie viele Zutaten mit Omega-3-Fettsäuren zu sich nehmen. Außer im Fisch stecken sie auch in Algen, Leinöl und Walnüssen. Erstrebenswert ist ein Verhältnis der Omega-6- zu den Omega-3-Fettsäuren von 5:1, was verdeutlicht, dass Omega-6-Fettsäuren durchaus wichtig sind. Allerdings nehmen die meisten hierzulande zehnmal so viele Omega-6-Fettsäure zu sich wie Omega-3-Fettsäuren – und was zu viel ist, schädigt den Körper auf die Dauer.

## Zucker und Weizen

Dem heutigen Stand der Forschung nach können sowohl Zucker als auch Weizen unter bestimmten Umständen Entzündungen fördern. Vor allem raffinierter Zucker und industriell hergestellte Zuckersorten stehen im Verdacht, diese Prozesse zu unterstützen. Daher sind in der entzündungshemmenden Ernährung auch Weißbrot, Brötchen, gebundene Saucen, Paniertes und Bier weniger empfehlenswert.

Dass Weizen bei entsprechender Veranlagung Entzündungen im Darm begünstigt und rund jedem siebten Menschen buchstäblich auf den Magen schlägt, gilt als gesichert. Doch keine Panik: Zucker und Weizen in kleinen Mengen lösen bei der Mehrzahl aller Menschen keine unerwünschten Reaktionen aus. Erst ein Übermaß gefährdet das Wohlbefinden. Versuchen Sie daher, öfter mal mit Honig oder Datteln zu süßen und auf Vollkornprodukte zurückzugreifen.

### Entzündungswerte testen?

Tatsächlich können Sie Ihre Entzündungswerte testen lassen, am bekanntesten ist der Bluttest auf C-reaktives Protein (kurz CRP). In den USA wurden solche Tests 2003 von der US-Gesundheitsbehörde CDC empfohlen, um das Herz-Kreislauf-Risiko ansonsten gesunder Menschen zu bestimmen.

Inwiefern CRP-Werte eine Aussage über das Arthroserisiko erlauben, ist noch nicht erforscht. Auch sonst stehen aussagekräftige Studien, die einen Nutzen der CRP-Wert-Messung in Bezug zu stillen Entzündungen belegen könnten, noch aus. Ärzte und andere Therapeuten sind sich uneins, bei welchen Werten von einer die Gesundheit gefährdenden stillen Inflammation ausgegangen werden sollte.

### → CRP-Werte verstehen

Komplett entzündungsfrei wären Sie mit einem Wert von 0 Milligramm pro Liter Blutserum. Doch Menschen mit Werten bis 5 mg/l gelten als unauffällig, denn schon bei leichten Infekten springt der CRP-Wert schnell auf 50, bei schweren auf über 100. Einige Ärztinnen betonen: Werte zwischen 1 und 5 Milligramm/Liter repräsentieren stille Entzündungen – tatsächlich stehen Studien, die diese Aussage klinisch belegen, jedoch noch aus.

Darin sind sich alle Ernährungsexperten einig: Pflanzliche Lebensmittel, möglichst wenig verarbeitet, sind sowohl entzündungshemmend als auch reich an Vitaminen und Mineralien. Wenn schon Tierisches, dann nur das Beste: Die Omega-3-Fettsäuren aus fettem Seefisch wie Makrele und Lachs, Algen, Lein- oder Walnussöl bremsen Entzündungsprozesse ebenfalls aus. Sie dienen als Gegenspieler der Omega-6-Fettsäuren wie der Arachidonsäure. Manche pflanzlichen

**Die ungesättigte Omega-6-Fettsäure Arachidonsäure** ist eigentlich nützlich. In Maßen genossen, aktiviert sie die Immunabwehr. Doch viele nehmen zu viel davon zu sich, außer in Fleisch ist sie auch in Milchprodukten und Eiern reichlich enthalten. Mit einem Übermaß davon kann es zu entzündlichen Reaktionen kommen, Ihre Gelenke tun womöglich stärker weh.

Lebensmittel bzw. die Wirkstoffe daraus zeigen im Reagenzglas oder Tierversuch besonders stark entzündungshemmende Effekte. Dazu gehören Zwiebeln, Knoblauch, Kurkuma, Ingwer und Granatapfel.

### Bloß nicht sauer werden?

Das Konzept der Übersäuerung ist dem der stillen Entzündung nicht unähnlich, auch wenn die Verfechter anders argumentieren. Seit über hundert Jahren schreiben Ärzte und andere Wissenschaftler nämlich über eine Säure-Basen-Balance, die das menschliche Blut haben sollte und die viele von uns nicht (mehr) erreichen. Wissenschaftliche Belege hierfür stehen aber noch aus. Die Theorie dahinter ist: Die meisten Menschen in unseren Breitengraden verzehren vorwiegend Dinge, die sauer verstoffwechselt werden. Dazu zählen vor allem tierische Produkte, aber auch Weizen und Gezuckertes. Zu viel Säure, so die Theorie, macht Blut und Urin immer saurer – in einem klinisch nicht messbaren Bereich, aber doch genug, dass der Mensch sich unwohl fühlt. Das könne chronische Schmerzen, auch die der Arthrose, verstärken.

### Achtung, Abfallprodukte

Doch auch den Verschleiß selbst soll die Übersäuerung negativ beeinflussen können. Im Zustand der chronischen Übersäuerung, so die Theorie wieder, scheide der Körper bestimmte Stoffwechselabfallprodukte nicht mehr über Haut und Nieren aus. Sie lagerten sich im Bindegewebe ab – auch in den Bändern und Sehnen. Diese könnten die Gelenke nicht mehr ausreichend stützen und schützen, was die Arthroseentstehung begünstigte. Wissenschaftler allerdings betonen, dass es keinen Beleg für die Existenz solcher Ablagerungen von Stoffwechselabfallprodukten gibt. Ebenso wenig lässt sich die Säure-Basen-Balance messen. Eine die Gesundheit gefährdende Übersäuerung im medizinischen Sinne ist etwas völlig anderes und durch eine Fehlernährung allein nicht zu erreichen.

### → Krankhafte Blutwerte

Der normale pH-Wert des Bluts liegt zwischen 7,36 und 7,44. Von einer klinisch bedeutsamen Übersäuerung – der Azidose – sprechen Mediziner bei einem pH-Wert unter 7,35. Lebensgefahr besteht unterhalb von 7,1. Ursachen der Azidose sind meistens unerkannter Diabetes mellitus, Medikamentenüberdosierungen oder Nierenversagen.

Der menschliche Körper verfügt über mehrere Puffersysteme für Säuren und hält den pH-Wert meistens im gesunden Bereich – selbst nach Braten oder Schnitzel. Darum gibt es auch keine aussagekräftigen Bluttests, die eine chronische Übersäuerung ermitteln könnten. Es sind auch Urintests erhältlich, die den pH-Wert angeben, doch auch diese zeigen keine klinisch relevante

Übersäuerung, die von der Ernährung allein stammen könnte. Stattdessen eignen sich die Tests vor allem dazu, die Wirkung einer medikamentösen Therapie gegen Gicht-Symptome zu zeigen.

### Übersäuerung mit Ernährungsumstellung begegnen?

Menschen, die eine basenüberschüssige Ernährung gegen den Arthroseschmerz ausprobieren, verlassen sich also auf die positiven Berichte anderer Patienten. Ablagerungen im Bindegewebe, Schmerzverstärkung – es klingt plausibel. Und dem heutigen Stand der Forschung nach hat eine basenüberschüssige Ernährung durchaus einen gesundheitlichen Nutzen, wenn sie vielseitig und klug zusammengestellt sowie nicht zu streng interpretiert wird. Den gewünschten Basenüberschuss liefern Gemüse, Obst, Nüsse, Sprossen, Pilze und Kräuter. Besonders empfohlen werden Spinat, Karotten, Sellerie, Blumenkohl, frische Erbsen, Tomaten, Gurken und dunkle Blattsalate. Die meisten Obstsorten gelten als leicht basenbildend. Pflanzenöle betrachten die Experten als neutral – sie können zum Braten, Würzen und Veredeln genutzt werden.

Für ein gutes Säure-Basen-Gleichgewicht sollten laut Empfehlungen 70 bis 80 Prozent aller Speisen und Getränke, die Sie zu sich nehmen, basenbildend wirken. Nur 20 bis 30 Prozent des Verzehrten darf sauer verstoffwechselt werden. Die Wissenschaftler unterscheiden außerdem zwischen „guten" und „schlechten" Säurebildnern – „schlechte" Säurebildner sind zu vermeiden.

### → „Gute" Säurebildner

Für die 20 bis 30 Prozent Gegengewicht zu den Basen empfehlen die Experten vor allem Lebensmittel pflanzlicher Herkunft, die leicht sauer verstoffwechselt werden. Dazu gehören Hülsenfrüchte, Vollkorngetreide außer Weizen, Pseudogetreide wie Quinoa oder Amaranth, Ölsaaten, Reis und Sojaprodukte.

### Aber mit Vorsicht vorgehen

Eine in diesem Sinne basenüberschüssige Ernährung ist vegan, enthält also keinerlei Zutaten vom Tier. Eine vegane Ernährung ist jedoch nicht unproblematisch. Vitamin B12 muss auf jeden Fall zugeführt werden, auch sonst sind – je nach Zusammenstellung des Speiseplans und individuellen Bedürfnissen – oft Nahrungsergänzungsmittel notwendig. Ob im Rahmen einer basenüberschüssigen Ernährung gelegentlich Fisch, Fleisch oder Milchprodukte auf den Speiseplan dürfen oder sogar sollten, darüber streiten daher auch die Verfechter dieses Ernährungskonzepts. Einige sagen: Tierische Produkte in Bio-Qualität ab und zu gehören zu den guten Säurebildnern, sind also erlaubt. Andere Experten verneinen das. Fest steht: Veganer und erst recht Menschen, die zugleich vegan und basenüberschüssig le-

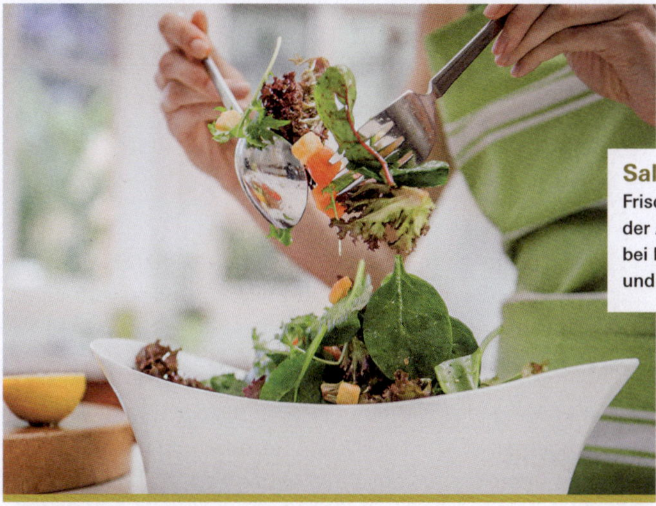

**Salat für alle!**
Frische Blattsalate passen zu jeder Arthrosediät, denn sie liefern bei kaum Kalorien viele Vitamine und sekundäre Pflanzenstoffe.

ben möchten, dürfen die ausreichende Zufuhr aller wichtigen Vitamine und sonstigen Nährstoffe nicht aus den Augen verlieren und sollten sich von einer Ärztin oder einem Ernährungswissenschaftler beraten lassen.

### Cola nein, Kaffee jein

Zucker, industriell hergestellte Süßungsmittel sowie Weizen sind in der basenüberschüssigen Ernährung nicht vorgesehen. Auch von kohlensäurehaltigen Getränken sowie Süßstoffen raten die Experten ab. Alkoholische Getränke sollten ebenfalls eher gemieden werden. Den Durst stillen sollen (Leitungs-)Wasser, Kräuter- und Früchtetee. Beim Kaffee scheiden sich die Geister. Kaffee wirkt im Organismus leicht basenbildend, regt aber gleichzeitig die Bildung von Magensäure an. Basisch oder sauer? Gesund oder ungesund? Vermutlich muss jeder Neueinsteiger es selbst ausprobieren – tut der Kaffee Ihnen gut, dann genießen Sie ihn weiterhin.

Wer die basenüberschüssige Ernährung testen möchte, kann mit wenigen Grundregeln einen Einstieg finden:

- pflanzlich ja bitte, tierisch nein danke
- frisch ja, stark verarbeitet nein
- Vollkorn in Maßen, Weißmehl auslassen
- Zucker und Süßstoff meiden
- viel Wasser trinken – aber bitte ohne Kohlensäure

### Die perfekte Arthrosediät?

Im Internet finden sich zwar viele Anwender, die darauf schwören, aber weder zur veganen noch zur basenüberschüssigen Ernährung gibt es Studien, die Effekte auf die Arthrose belegen könnten. Die perfekte Arthrosediät ist noch nicht gefunden. Das legt nahe, sich an der Mittelmeerdiät zu orientieren, die außerdem die meisten Zutaten erlaubt.

Doch es gilt bei allen Ernährungsumstellungen: Befragen Sie Ihren Arzt oder eine Ernährungsberaterin . Das gilt vor allem, wenn Sie Ihre Kost besonders stark umstellen

Checkliste

## So gelingt Ihre Ernährungsumstellung

Ob Ihre Ernährung „nur" gelenkfreundlicher werden soll oder Sie auch abnehmen wollen, die folgenden Tipps unterstützen Ihr Vorhaben.

- ☐ Gewöhnen Sie sich an, sich beim Essen nur auf Ihre Mahlzeit zu konzentrieren und langsam zu kauen. So werden Sie schneller satt.
- ☐ Trinken Sie vorwiegend Kalorienfreies.
- ☐ Achten Sie bei Fertiggerichten darauf, wie diese gesüßt sind. Hinter den Begriffen Stärkesirup, Maltose, Fruktose-Glukose-Sirup, Malzzucker, Isoglukose, Maltodextrin und Dextrose steckt Zucker, und für alle Zuckerarten gilt: Je weniger, desto besser.
- ☐ Wählen Sie öfter Salat oder Gemüse als Beilage.
- ☐ Überlegen Sie, wie Sie kalorienreiche Elemente durch leichtere ersetzen können: Pommes durch Pellkartoffeln, Sahne durch Frischkäse …
- ☐ Suchen Sie im Internet nach veganen Rezepten zum Nachkochen.
- ☐ Wenn Sie Tiefkühlkost kaufen, setzen Sie auf Rezepturen mit viel Gemüse und wenig Fett. Auf der Packung sind Zutaten und Kilokalorien vermerkt.
- ☐ Bestellen Sie im Restaurant kleine Portionen oder lassen Sie sich Reste für den nächsten Tag einpacken.
- ☐ Snacken Sie zwischendurch Gemüseschnitze, Oliven, getrocknete Tomaten oder Weintrauben.
- ☐ Probieren Sie Früchte, Salate und Gemüse aus, die Sie noch nie gegessen haben. Freuen Sie sich auf neue Geschmackserlebnisse.
- ☐ Sollten Sie festgestellt haben, dass Sie ein Belohnungs- oder Frustesser sind: Überlegen Sie sich, was stattdessen Ihre Stimmung hebt, zum Beispiel ein Spaziergang, ein kurzes Video gucken, Tee trinken …
- ☐ Beim Fleisch gilt: Lieber selten, dafür in bester Qualität. Ersetzen Sie Fleisch immer häufiger durch Fisch, Gemüse oder Tofu.

(zum Beispiel von täglich Fleisch auf nahezu vegan), wenn Sie viel abnehmen möchten oder wenn Sie neue Medikamente einnehmen.

### → Aber immer möglich

Behutsam Neues, Leichtes, Entzündungshemmendes ausprobieren, auch ohne den Arzt konsultieren zu müssen. Viele Patienten mit Arthrose machen gute Erfahrungen damit, mehr und mehr frische pflanzliche Zutaten auszuprobieren und Schweinefleisch öfter oder ganz zu ersetzen. Auch das Leben ohne Zucker und Weizen empfinden viele als schmerzlindernd.

Fest steht: Eine einfache Wenn-dann-Regel, die für jeden gilt, existiert nicht. Es gilt, sich langsam an die eigenen Bedürfnisse heranzutasten. Wenn Sie antiinflammatorisch – also entzündungshemmend – genießen möchten, versuchen Sie doch mal die folgenden Tricks und Kniffe:

- für Fleisch-Fans: öfter Geflügel statt Schwein
- für Naschkatzen: öfter Beeren statt Bonbons
- für Pasta-Liebhaber: Nudeln aus Dinkel, Linsen oder Kichererbsen statt aus Weizen
- für Salatfans: die Vinaigrette mit Oliven-, Walnuss- oder Leinöl anrühren

# Nahrungsergänzungsmittel – die meisten enttäuschen

Der Supplemente-Markt für Arthrosepatienten wächst stetig. Doch nur wenige der Präparate zeigen in unabhängigen Studien eine Wirkung.

**Viele Supplemente,** wie Nahrungsergänzungsmittel fachsprachlich heißen, werden mit dem Hinweis verkauft, dass Deutschland ein Vitaminmangelland sei. Ausgelaugte Böden, Obst und Gemüse enthielten zu wenig wichtige Nährstoffe und diese müssen nun dem Körper zugefügt werden. Doch diese Aussage ist falsch und dient vor allem Marketingzwecken.

Fakt ist, dass ein Zuviel an Nahrungsergänzungsmitteln sogar gesundheitsschädlich sein kann. Wer sich ausgewogen ernährt und weder eine Kräfte zehrende Krankheit noch eine Schwangerschaft oder besondere Stresssituation durchlebt, benötigt keine Kapseln oder Pulver.

**→ Bei Verdacht auf einen Mangel**

Symptome, wie ständige Infekte, Muskelkrämpfe, eine trockene Haut oder brüchige Nägel, können tatsächlich auf einen Vitamin- oder Mineralstoffmangel hinweisen. Dann gehen Sie am besten zum Arzt, der in Ihrem Blutbild nach einem Mangel fahndet. Wird er fündig, erhalten Sie hochwertige Präparate auf Rezept, und es wird Ihnen bald besser gehen.

### Warum Nahrungsergänzungsmittel bei Arthrose?

Da Arthrose eine Volkskrankheit ist und damit ein gutes Geschäft zu machen ist, gibt es inzwischen einen Riesenmarkt an Supplementen, die speziell für die Gelenkgesundheit entwickelt wurden. Sie werden Chondroprotektiva genannt: Chondros ist das griechische Wort für Knorpel.

Der Gedanke des Gelenkschutzes von innen ist so einfach wie einleuchtend: Man nehme Bestandteile des menschlichen Knorpels – aus tierischen oder pflanzlichen Quellen – und schlucke sie in Kapsel- oder Pulverform. Der Körper baut daraufhin das, was dem eigenen Gelenkknorpel fehlt, neu ein. Da ist aber der Verdauungsprozess ebenso wenig mitgedacht wie der Umstand, dass die Knorpelbestandteile nicht einfach an die Stellen transportiert werden, wo sie gebraucht würden.

### Wissen, was drinsteckt

In Chondroprotektiva zum Schlucken kommen derzeit folgende Knorpelbestandteile zum Einsatz:

- Typ-II-Kollagen
- Chondroitin
- Glucosamin

Viele der speziell für die Gelenke entwickelten Nahrungsergänzungsmittel enthalten neben vorgeblich knorpelschützenden Mitteln auch Vitamine und Mineralien. Das erlaubt es, mit Aussagen zu werben, die den Vorgaben der Europäischen Union für gesundheitsbezogene Aussagen bei Lebensmitteln entsprechen. Die EU-Health-Claims-Verordnung gestattet nämlich nur in vielen Studien bewiesene Gesundheitsaussagen, für Vitamin C etwa die Angabe „trägt zur normalen Kollagenbildung für eine normale Funktion des Knorpels bei". Derzeit gibt es keine erlaubten gesundheitsbezogenen Aussagen direkt zu Chondroitin, Glucosamin und Typ-II-Kollagen.

Neben freiverkäuflichen Nahrungsergänzungsmitteln finden sich auch apothekenpflichtige Medikamente mit Glucosaminsalzen oder Chondroitinsulfat. Doch auch hier ist die Studienlage zu der Wirksamkeit widersprüchlich.

### Nur ein Placeboeffekt?

In Untersuchungen zu Chondroprotektiva gab es zwar Studien, die gute Effekte beschreiben, diese wurden jedoch von den Herstellerfirmen finanziert oder waren methodisch nicht überzeugend. In manchen Analysen ließen sich Effekte wie Schmerzlinderung und mehr Beweglichkeit außerdem auf einen Placeboeffekt zurückführen.

Trotz allem können knorpelschützende Mittel einen Versuch wert sein, finden viele Ärzte – die Leitlinie zur Behandlung der Kniearthrose etwa nennt eine Schmerzmittelunverträglichkeit eine mögliche Indikation. Doch vor jedem Selbstversuch mit Chondroprotektiva sollten Sie Ihre Ärztin oder Ihren Apotheker um Rat fragen. Denn allergische Reaktionen, Neben- und Wechselwirkungen sind nicht selten. Glucosamin zum Beispiel kann sowohl den Blutzuckerspiegel beeinflussen als auch die Wirkung bestimmter Blutverdünner, der Cumarine, verstärken. Hier ist also Vorsicht geboten. Und wer allergisch auf Krebs- und Schalentiere reagiert, sollte auf die daraus gewonnenen Glucosaminpräparate unbedingt verzichten.

### Weitere Kapseln, Pulver und Co.

Vom Meeresgrund, aus Pflanzen sowie aus dem Labor stammen weitere Mixturen, die Arthroseschmerzen lindern sollen. Nur wenige davon sind wissenschaftlich erforscht. Ob Ihnen selbst diese Präparate helfen werden, bleibt also offen. Wichtig ist aber immer, dass Sie Ihnen auf keinen Fall schaden sollten. Daher sollte für Sie gelten: Bevor Sie einen Selbstversuch unternehmen, klären Sie also unbedingt bei Ihrem Arzt ab, ob diese Präparate zu Ihren Vorerkrankungen passen bzw. zu jenen Medikamenten, die Sie bereits nehmen. Einige der für eine Arthrose erhältlichen Präparate stellen wir Ihnen kurz vor:

- **Hagebuttenpulver** stammt aus den Kernen und der Schale der Frucht. Diese enthalten sogenannte Galaktolipide, Verbindungen aus dem Zucker Galaktose und Fettsäure, die sowohl im Labor als auch bei Patienten nachweislich Entzündungswerte senkten. Hagebuttenpulver ist das einzige kräuterheilkundliche Produkt, das die deutsche Leitlinie zur begleitenden Behandlung der Hüftarthrose grundsätzlich als vielversprechend beschreibt.
- **Kurkuma** – genau genommen Curcumin, der Wirkstoff aus der Kurkumawurzel – erfreut sich zur naturheilkundlichen Therapie der Arthrose großer Beliebtheit. Studien sprechen für eine Linderung von sowohl entzündlichen als auch degenerativen Gelenkbeschwerden durch solche Kapseln. Wenn Sie Gallensteine haben, sollten Sie das Mittel nur nach Rücksprache mit einem Arzt anwenden.
- **Weihrauch** bezeichnet hier den Wirkstoff aus dem Gummiharz des indischen Weihrauchs oder des afrikanischen Weihrauchs. Doch die wenigen wissenschaftlichen Studien mit Arthrosepatienten, die Hinweise auf einen Nutzen gaben, liefen mit hierzulande nicht erhältlichen Weihrauchpräparaten. Die Gewinnung des Wirkstoffs ist nicht standardisiert – die Leitlinie zur Behandlung der Hüftarthrose sieht Weihrauchpräparate daher kritisch.
- **Cannabidiol** ist der nicht berauschende Wirkstoff des Hanfs und wird CBD abgekürzt. CBD-Öl zeigte in Studien entzündungshemmende Eigenschaften, im Tierversuch linderte es Gelenkentzündungen. Ob sich die Ergebnisse auf Menschen übertragen lassen, ist noch unbelegt. Die freiverkäuflichen Substanzen sind niedriger dosiert als die in Studien eingesetzten und weichen in der Rezeptur zudem stark voneinander ab.
- **Teufelskralle** enthält den Wirkstoff Harpagosid aus den Wurzeln der Teufelskralle, der eine entzündungshemmende und schmerzstillende Wirkung zeigt und zur begleitenden Behandlung von Arthrosebeschwerden eingesetzt wird. Tabletten oder Kapseln müssen über mehrere Wochen konsumiert werden. Teufelskrallenextrakt kann unerwünschte Wirkungen haben; selbst schwerwiegende Nebenwirkungen wie Gelbsucht und Blutungen im Magen-Darm-Trakt können nicht ausgeschlossen werden. Daher sollte immer ein Arzt die Behandlung begleiten.
- **Grünlippmuschelextrakt** stammt aus Neuseeland und zeigte in Tierversuchen sowie kleinen klinischen Studien mit Arthrosepatienten positive Effekte. Die

Checkliste

## Hausaufgaben für Ihr Endlich-schmerzfrei-Programm

Nun ist es Zeit, Ihren Ordner wieder herauszuholen und Ihr Programm zu ergänzen. Dazu gibt es Hausaufgaben für Woche 3.

- ☐ Nehmen Sie Ihren Wochenplan zur Hand – diese Woche geht es um Ihre Strategie zur Ernährung.
- ☐ Welche Elemente Ihrer Ernährung können Sie entzündungshemmender gestalten?
- ☐ Suchen Sie sich jeden Tag eine Mahlzeit heraus, die Sie entsprechend umgestalten.
- ☐ Wenn Sie also z. B. den Zucker im Kaffee aufgeben, eine vegane Mahlzeit verzehren, statt Pommes Salat wählen, notieren Sie dies im Wochenplan.
- ☐ Sollten Sie zusätzlich abnehmen wollen, notieren Sie, wann Sie wie Kalorien reduzieren.
- ☐ Falls Sie Nahrungsergänzungsmittel einnehmen, vermerken Sie Dosis und Einnahmezeitpunkt im Wochenplan.
- ☐ Notieren Sie, was Sie rund um eine entzündungshemmende Ernährung ausprobieren, z. B. „frische Nüsse statt Chips knabbern" oder „Haferstatt Vollmilch ins Müsli".

Studienlage zur Wirkung des schockgefrosteten Muschelfleischs der Grünlippmuschel ist allerdings insgesamt noch zu dürftig, als dass Mediziner es empfehlen würden.

- **Methylsulfonylmethan (MSM)** ist eine Schwefelverbindung, die chemisch hergestellt wird. MSM ist ein Baustein wichtiger Aminosäuren. Dem aktuellen Stand der Forschung zufolge kann MSM zwar Entzündungsprozesse drosseln, aber den Knorpelabbau weder bremsen noch rückgängig machen. Manche Studienteilnehmer fühlten sich nach der Einnahme zwar besser, doch Dosierungsempfehlungen sowie Langzeitergebnisse stehen aus. Daher sollte das Präparat nicht eingenommen werden.

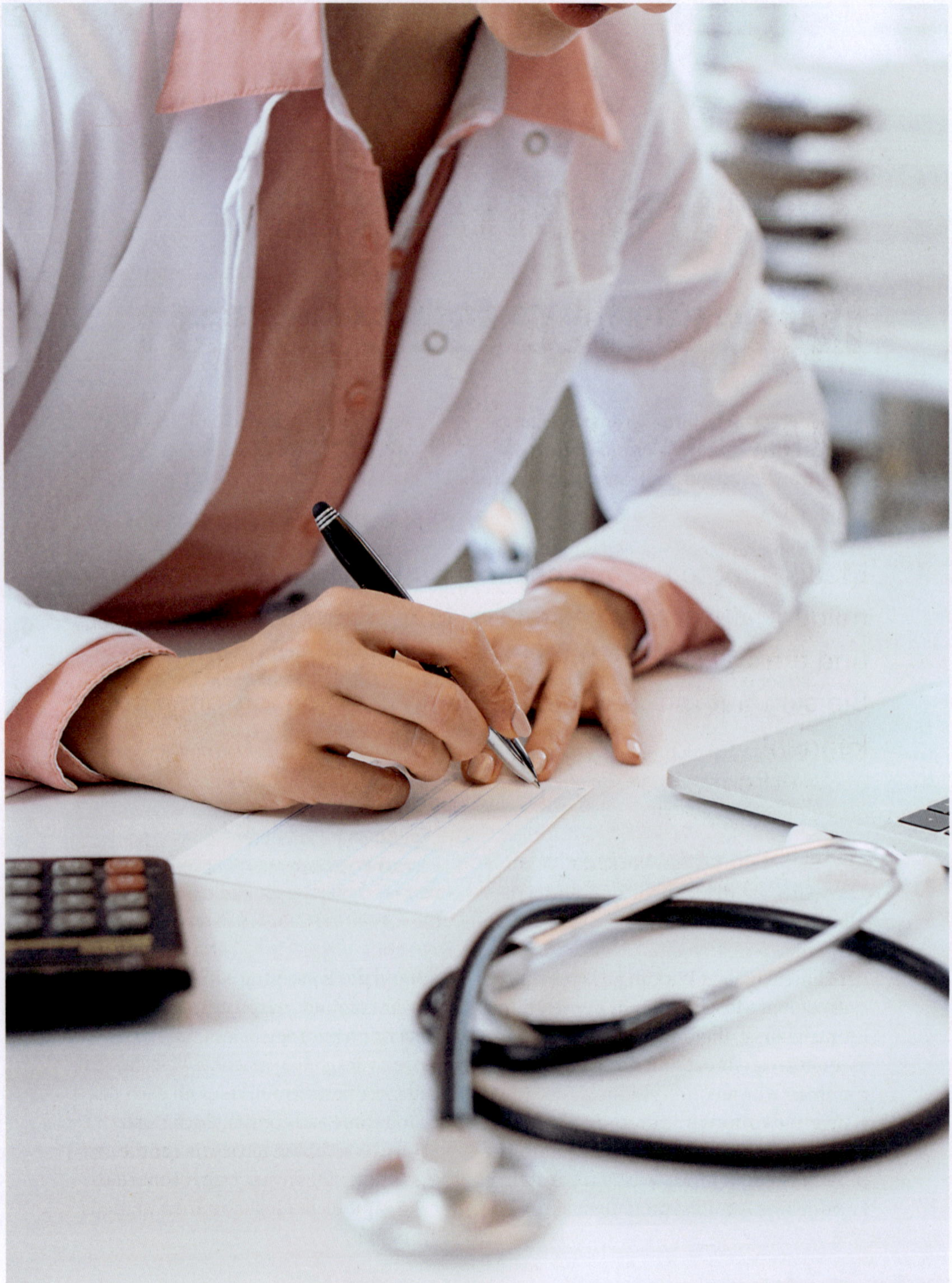

# Therapie mit Medikamenten unterstützen

Medikamente können helfen, den Verlauf einer Arthrose zu mildern. Zudem schenken sie Ihnen Pausen vom Schmerz und ermöglichen behutsame Bewegung. Wichtig ist, dass Sie sich gut mit den medikamentösen Möglichkeiten auskennen!

→ **Selbst die besten Vorsätze,** Veränderung in der Ernährung und Sportübungen reichen manchmal nicht, um Beschwerden fernzuhalten. Vor allem während der Phase einer aktivierten Arthrose, mit dicken, heißen Gelenken, sind Schmerzmittel oft nicht zu vermeiden. Manchmal braucht es auch in den nicht-entzündlichen Phasen medikamentöse Unterstützung, um in die Gänge zu kommen. Denn erst, wenn die Schmerzsignale nicht mehr durch den Körper schießen, können Sie sich dehnen und kräftigen

Die Auswahl an schmerzlindernden Medikamenten ist riesig und die Chance, dass eine für Sie verträgliche Therapie – immer in Absprache mit Ihren behandelnden Ärzten – gefunden wird, groß. Häufig können mithilfe von Gels, Tabletten, Kapseln, Zäpfchen oder Injektionen die Schmerzen reduziert sowie Operationen hinausgezögert oder sogar vermieden werden.

Moderne Bandagen, Orthesen und andere Hilfsmittel (siehe S. 148) tragen dazu bei, dass Ihre maßgeschneiderte Schmerztherapie gelingt.

# Schmerzmittel: Hilfreich, aber kein Heilmittel

Gegen den Verschleiß ist kein Kraut gewachsen. Aber es gibt unterschiedliche Wirkstoffe, die Ihnen vorübergehend den akuten Schmerz nehmen können.

**Vielleicht haben Sie inzwischen Wege gefunden,** Ihre Schmerzen erst einmal ohne Tabletten zu lindern – etwa kalte Wickel, warme Auflagen (siehe S. 67) oder bestimmte Bewegungsübungen (siehe S. 92). Doch manchmal reicht das einfach nicht aus. Dann ist es in Absprache mit Ihrem behandelnden Arzt hilfreich und sinnvoll, vorübergehend zu Medikamenten zu greifen. Dabei sollte die Medikamenteneinnahme stets so kurz wie möglich erfolgen.

### → Eine große Auswahl

Prinzipiell kann der Arthroseschmerz sowohl durch Schmerzmittel zum Einreiben oder in Pflasterform als auch durch Tabletten, Kapseln, Tropfen sowie Injektionen bekämpft werden. Dabei gilt es, jene Wirkstoffe einzusetzen, die die eigenen Beschwerden am besten ausschalten und die gleichzeitig am verträglichsten sind. Da gibt es individuell große Unterschiede, die Sie am besten mit Ihrem Arzt besprechen.

### Das WHO-Stufenschema

Die Weltgesundheitsorganisation (WHO) hat zur Schmerztherapie ein Stufenschema für den Einsatz von Medikamenten entwickelt:

- **Stufe 1** sind die Nichtopioidanalgetika, Schmerzmittel mit oder ohne entzündungshemmende Wirkung. Dazu gehören unter anderem Acetylsalicylsäure, Paracetamol, Ibuprofen und Diclofenac. Sie sind die erste Wahl bei Schmerzen.
- **Stufe 2** entspricht mittelstarken Opioiden wie Tramadol und Tilidin. Genügt Stufe 1 nicht, kommen sie zum Einsatz.
- **Stufe 3** entspricht starken Opioiden wie Oxycodon und Fentanyl. Diese Medikamente fallen unter das Betäubungsmittelgesetz und sollten so kurz wie möglich angewandt werden – zum Beispiel bis zum operativen Gelenkersatz.

### Einsatz anderer Mittel

In jeder Stufe können weitere Medikamente angezeigt sein, um die gewünschte Wirkung zu verstärken oder unerwünschte Wirkungen abzumildern. Bei chronischen Arthroseschmerzen können zum Beispiel Antidepressiva zur Schmerzlinderung beitragen. Sie verlängern die Wirkung von körpereigenen Botenstoffen wie Noradrenalin und Serotonin, was die Schmerzweiterleitung zu unterdrücken hilft. Dies sollte aber erst nach eingehender Beratung und Aufklärung durch einen Schmerzmediziner erfolgen. Unerwünschte Wirkungen lindern teilweise Protonenpumpenhemmer (siehe S. 138), die den Magen schützen, oder Abführmittel (siehe S. 144). Doch auch nichtmedikamentöse Behandlungswege wie Wärme, Kälte, Reizstrom (siehe S. 82) etc. können in jeder Stufe ergänzend eingesetzt werden. Zeigt sich nach ein bis zwei Wochen Behandlung auf einer Stufe keine Verbesserung oder wird es sogar schlimmer, können Sie und Ihr Arzt gemeinsam Therapieentscheidungen treffen, die der nächsten Stufe entsprechen. Dabei hilft es Ihnen, die infrage kommenden Wirkstoffgruppen und ihre Darreichungsformen bzw. Anwendungen zu kennen. Ausführliche Informationen zu den eingesetzten Wirkstoffen und deren Wirksamkeit erhalten Sie im Internet unter www.test.de unter dem Stichwort „Medikamente im Test“ (siehe auch S. 137).

## Die Gruppe der NSAR

Schmerzmittel der Stufe 1, die bei Arthrose verordnet werden, gehören meistens zur Gruppe der nichtsteroidalen Antirheumatika (NSAR). Der Name verweist auf die chemische Struktur (d. h. dass sie sich nicht von Steroiden ableiten) und darauf, dass diese Substanzen zuerst bei Menschen mit rheumatoider Arthritis zum Einsatz kamen. Alle NSAR lindern Entzündungen und Schmerzen, indem sie in die Bildung der Gewebshormone Prostaglandine eingreifen ( siehe Kasten). Zu den Aufgaben der Prostaglandine gehören

- die Wirkung anderer Hormone zu regulieren,
- Darm- und Magenschleimhaut vor Säure zu schützen,
- Entzündungsreaktionen auszulösen,
- zur Weiterleitung von Schmerzsignalen beizutragen.

---

**Die nichtsteroidalen Antirheumatika** greifen in diesen Prozess ein, indem sie zwei zur Herstellung der Prostaglandine nötige Enzyme hemmen. Diese heißen Cyclooxygenasen (abgekürzt COX). Eins davon, COX-2, findet sich vor allem in entzündetem und geschädigtem Gewebe, das andere, COX-1, auch im gesunden Gewebe. Einige NSAR hemmen COX-2 und COX-1 gleichermaßen, andere vorwiegend ein Enzym.

Die bekanntesten NSAR sind Acetylsalicylsäure (ASS), Diclofenac, Ibuprofen und Naproxen.

### Die Coxibe

Coxibe sind eine jüngere Gruppe innerhalb der NSAR. Coxibe bremsen die Enzyme COX-1 und COX-2 in ihrer Wirkung weniger aus als ältere NSAR. Während ihrer Entwicklung wurde davon ausgegangen, dass somit zwar Schmerzen und Entzündungen wie gewohnt zurückgingen, doch Magen und Darm weniger belastet würden. Die Vorteile für das Verdauungssystem erwiesen sich nicht so stark wie erhofft. Während einer längeren Anwendung kommt es häufiger zu Herzschwäche als bei traditionellen NSAR. Insgesamt ist das Wirkungsprofil ähnlich.

### Erwünschte Wirkungen

Da nichtsteroidale Antirheumatika Entzündungsreaktionen drosseln und die Weiterleitung von Schmerzsignalen unterbrechen, kommen sie sowohl bei aktivierter Arthrose als auch bei Schmerzen ohne Entzündungssymptome infrage. NSAR können auch in Form von Schmerzgel aufgebracht oder selten in Form von Infusionen oder Injektionen verabreicht werden.

Welches NSAR in welcher Darreichungsform Ihr Arzt Ihnen verschreibt, hängt von Ihren Beschwerden, Ihren Vorerkrankungen und Ihrem Alter ab. Auch spielt es eine Rolle, ob ein oder mehrere Gelenke von Arthrose betroffen sind.

### → Apropos Schmerzgel

Gele mit NSAR eignen sich nicht für alle Gelenke gleichermaßen. Gut erforscht ist nur die Wirksamkeit gegen Arthrosebeschwerden der Knie- oder Fingergelenke. Bei großflächiger oder über lange Zeit erfolgender Anwendung sind dieselben Nebenwirkungen möglich wie bei der oralen Einnahme.

### Bei der Anwendung von Gel und Tabletten beachten

Die bei Arthroseschmerzen häufigsten Applikationsformen der NSAR sind das Einreiben eines Schmerzgels und die Einnahme von Tabletten. Schmerzgele sollten Sie nur auf unverletzter Haut anwenden und darauf achten, die Tageshöchstdosis Ihres Präparats nicht zu überschreiten. Reiben Sie das Gel in angegebener Menge und Häufigkeit behutsam ein.

Bei Tabletten oder Kapseln gilt: Um den Magen zu schonen, sollten Sie NSAR während einer Mahlzeit einnehmen und ein großes Glas Wasser dazu trinken. Berücksichtigen Sie die Dosierungsempfehlungen Ihres Arztes.

### Zäpfchen und Injektionen

Diese Anwendungsformen von NSAR sind nur sinnvoll, wenn keine Tabletten geschluckt werden können oder andere Erkrankungen die Aufnahme des Wirkstoffs über den Magen-Darm-Trakt verhindern.

Zäpfchen sollten nicht zu lange verwendet werden, weil sonst der Enddarm lokal geschädigt werden kann. Menschen mit Hämorrhoiden sollten auf Zäpfchen verzichten. Injektionen erfolgen in der Regel nur sehr zurückhaltend, da das Risiko für Schockreaktionen erhöht ist und zu den möglichen unerwünschten Wirkungen der NSAR jene durch die Spritze (z. B. Nervenschäden, Blutvergiftungen) hinzukommen. Daher wird in der Regel mit Tabletten oder Tropfen weiterbehandelt.

### Vor der Einnahme den Arzt konsultieren

Die meisten NSAR für die äußerliche Anwendung und einige NSAR für die innerliche Anwendung sind freiverkäuflich. Wenn es um Ihren Arthroseschmerz geht, sollten Sie dennoch vor Anwendungsbeginn Ihren Arzt befragen. Denn manche schwere Vorerkrankung der Nieren, Leber oder des Verdauungstrakts spricht gegen NSAR. Bei vielen chronischen Erkrankungen müssen die Grundmedikation und die NSAR aufeinander abgestimmt werden.

Viele Menschen mit Arthrose nehmen NSAR über mehrere Wochen oder sogar Monate – oder in jeder Phase der aktivierten Arthrose erneut. Da ist es umso wichtiger, Rücksprache mit Ihrem Arzt zu halten und bei längerer Anwendung zwischenzeitlich zu prüfen, ob das Medikament in dieser Dosis oder insgesamt noch nötig ist.

### Wenn NSAR auf den Magen schlagen

Vor der Verordnung sollte geklärt werden, ob Ihr Herz oder Ihr Verdauungssystem anfällig für etwaige Nebenwirkungen sind. Denn unterschiedliche NSAR haben unterschiedliche Einflüsse auf die Enzyme COX-1 und COX-2. Weil COX-1 Prostaglandine bildet, die unter anderem die Magenschleimhaut schützen, bedeutet die längere Hemmung der Enzyme, dass dieser Schutz teilweise entfällt. Viele Anwender klagen über Verdauungsbeschwerden wie Magenschmerzen, Blähungen oder Übelkeit. Diese Symptome sind vorübergehend. Halten diese aber länger an, sollten Sie mit ihrem Arzt sprechen., ob eine andere Behandlung sinnvoll ist.

Bei hoher Dosierung oder Anwendung über längere Zeit können NSAR in Magen, Zwölffingerdarm oder der Speiseröhre Geschwüre verursachen. Bei Anzeichen wie Blut im Stuhl (Teerstuhl) oder Symptomen des Eisenmangels, wie anhaltender Müdigkeit, Blässe oder rissiger Haut, sollten Sie umgehend einen Arzt aufsuchen.

### Kardiovaskuläre Ereignisse: selten, aber möglich

Auch das Risiko, eine Herzschwäche oder einen Nierenschaden zu entwickeln, ist bei längerer Einnahme von NSAR erhöht. Das Risiko unterscheidet sich je nach Wirkstoff und liegt bei Naproxen zwischen 1 und 10 auf 10 000 Behandelte, bei den Coxiben

Etoricoxib und Celecoxib zwischen 1 und 10 auf 1 000 Behandelte. Erste Anzeichen können Bluthochdruck oder anschwellende Beine durch eingelagertes Gewebewasser (Ödeme) sein. Auf eine Herzschwäche kann auch ein Engegefühl in der Brust hinweisen. Bei diesen Symptomen gilt: Umgehend einen Arzt aufsuchen!

### → Sofort zum Arzt

Schwere Leberschäden sind möglich und können sich in einer dunklen Verfärbung des Urins, einer hellen Färbung des Stuhls sowie Gelbsucht äußern. Dann sollten Sie sofort jede Tabletteneinnahme stoppen und einen Arzt aufsuchen. Bei Hinweisen auf einen Herzinfarkt (z. B. plötzliche Atemnot sowie Schmerzen im Bauch oder hinterm Brustbein) und bei einer schweren allergischen Reaktion (z. B. starke Rötung, Quaddeln mit Kreislaufschwäche) wählen Sie die 112.

### Bei chronischen Krankheiten Wechselwirkungen verhindern

Wenn Sie Blutverdünner (Phenprocoumon, Warfarin) nehmen, sollten Sie daran denken, dass jedes NSAR die Wirkung verstärken kann. Dasselbe gilt für das Diabetes-Medikament Metformin. Die Wirkung blutdrucksenkender Arzneimittel (ACE-Hemmer, Betablocker, Diuretika, Sartane) wird hingegen häufig gemindert. Doch auch mit vielen anderen Medikamenten wie Immunsuppressiva und Psychopharmaka interagieren NSAR. Sprechen Sie mit allen behandelnden Ärzten darüber – oft lässt sich das Risiko durch Anpassung der Dosis oder Wechsel der Wirkstoffe vermindern.

### Wie lange wirken NSAR?

Bei NSAR zum Einnehmen ist die Auswahl groß. Kurzwirkende Substanzen (darunter Ibuprofen und Diclofenac) wirken maximal vier Stunden und sind danach rasch abgebaut. Zusätzlich sind NSAR auf dem Markt, die ihren Wirkstoff verzögert (fachsprachlich retardiert) abgeben. Mit Retardtabletten lässt sich steuern, zu welcher Uhrzeit die Schmerzlinderung am stärksten ausfallen soll.

Mittellangwirkende NSAR – darunter Indometacin, Naproxen, Celecoxib und Etoricoxib – entfalten ihre Wirkung zwischen 4 und etwa 20 Stunden. Diese Zeitspanne kann von Vorteil sein, wenn Morgensteifigkeit und morgendliche Schmerzen Sie besonders belasten. In diesem Falle kann Ihnen ein mittellang wirkendes NSAR, abends eingenommen, das Aufstehen am nächsten Tag erleichtern. Das lange Verbleiben des Wirkstoffs im Körper bedeutet aber auch: Das Risiko für unerwünschte Ereignisse infolge der Medikation erhöht sich.

Langwirkende NSAR werden bei Arthrose kaum noch angewandt. Sie verbleiben mehrere Tage im Körper, was das Risiko für Nebenwirkungen erhöht.

### → Wann kürzer besser ist

Je älter Sie werden, desto verzögerter scheiden Sie den Wirkstoff aus. Ältere Menschen bekommen daher die Empfehlung, kurz wirkende NSAR zu bevorzugen. Auch von Retardtabletten, bei denen die Substanz erst Stunden nach der Einnahme ihre Wirkung entfaltet, ist eher abzusehen.

▶ **Weitere ausführliche Informationen zu Medikamenten und deren Wirksamkeit bei Arthrose erfahren Sie auf www.test.de unter dem Stichwort „Medikamente im Test".**

## Oft ergänzend verordnet: Schutz für den Magen

Wie erwähnt schlägt die Langzeittherapie mit NSAR vielen auf den Magen. Jeder Zehnte bekommt es während der Therapie irgendwann mit dem Verdauungssystem zu tun. Um Risiko und Stärke der Nebenwirkungen zu verringern, nehmen viele darum begleitend ein Medikament zum Magenschutz ein.

Gut erforscht zur Begleittherapie bei NSAR sind PPI mit den Wirkstoffen Esomeprazol, Lansoprazol, Omeprazol und Pantoprazol. Leichte Verdauungsbeschwerden sind als Nebenwirkungen zwar möglich, aber normalerweise sind die von NSAR allein verursachten Probleme stärker. Auch hier gilt: Die Medikation ist auf weitere Arzneimittel abzustimmen, so vorhanden.

Falls vom Arzt nicht anders empfohlen, sind Protonenpumpenhemmer allmorgendlich vor dem Frühstück mit stillem Wasser einzunehmen. Milch oder kohlensäurehaltige Getränke beeinträchtigen die

**Medikamente im Test:** Als Basis für die Bewertungen der Stiftung Warentest dient die veröffentlichte wissenschaftliche Fachliteratur. Anhand der allgemein anerkannten Standardliteratur und methodisch hochwertiger aktueller Veröffentlichungen werden Dosierungsempfehlungen, unerwünschte Wirkungen, Vorsichtsmaßnahmen bei der Anwendung sowie die Eignung der einzelnen Produkte bzw. Produktgruppen für den jeweils zugelassenen Anwendungsbereich (bewertet. Gleichzeitig werden auf Basis der verfügbaren Daten vergleichende Aussagen für die Wirkstoffe herausgearbeitet, die für einen Anwendungsbereich infrage kommen. Um die Bewertungen aktuell zu halten, fließen ständig neue Ergebnisse geeigneter klinischer Studien mit ein. Die Bewertungen finden Sie unter: www.test.de.

**Protonenpumpenhemmer haben viele weitere Namen:** Protonenpumpeninhibitoren, kurz PPI, Säureblocker oder Magenschutz. Sie blockieren die Abgabe von Magensäure und gehören zu den meistverkauften Medikamenten der Welt. Denn sie eignen sich auch zur Linderung von Sodbrennen und im Rahmen der Behandlung von Magen- und Zwölffingerdarmgeschwüren.

Wirkung. Wem das Schlucken von Tabletten oder Kapseln schwerfällt, der kann einige Kapseln zerbrechen und die enthaltenen winzigen Pellets schlucken, ohne sie weiter zu zerbeißen. Zudem gibt es Tabletten, die sich in Wasser auflösen lassen.

### Die antipyretischen Analgetika

Ebenfalls in Stufe 1 der WHO und freiverkäuflich ist eine andere Schmerzmittelgruppe: die antipyretischen Analgetika. Antipyrese heißt Fiebersenkung – um diese geht es bei Arthrose nicht. Da hinter schmerzenden Gelenken doch recht oft entzündliche Prozesse stecken, ist eine antientzündliche Wirkung viel wichtiger, wie sie die NSAR haben.

Dennoch nahmen bis zum Jahr 2015 viele Patienten auf ärztliche Empfehlung das antipyretische Analgetikum Paracetamol gegen ihre Gelenkschmerzen. Dann arbeitete ein Review aus zehn Studien heraus, dass Paracetamol Arthrosebeschwerden nicht besser lindert als ein Placebo.

Heute ist von den antipyretischen Analgetika vor allem Metamizol (auch als Novaminsulfon bekannt) gegen Arthroseschmerzen verbreitet. Das am stärksten wirksame Schmerzmittel der WHO-Stufe 1 wirkt gleichzeitig an verschiedenen Stellen des Nervensystems. Da es lebensbedrohliche allergische Reaktionen und Blutbildungsstörungen auslösen kann, wird es meistens nur für kurze Zeit verschrieben, wenn der Patient engmaschig kontrolliert werden kann (zum Beispiel nach Operationen). Wenn Sie die Metamizol-Zäpfchen, -Tabletten oder -Tropfen über längere Zeit nehmen, sollten Sie Ihr Blutbild regelmäßig kontrollieren lassen.

### Stufe 2 und 3: Opioide bei Arthrose

Die künstlich erzeugten, dem Wirkstoff des Schlafmohns (Opium) nachempfundenen Opioide können dann verordnet werden, wenn NSAR nicht oder nicht mehr ausreichend gegen den Arthroseschmerz helfen. Opioide hemmen die Schmerzübertragung vor allem im Gehirn und Rückenmark. Sie ahmen die Wirkung der körpereigenen Schmerzmittel Endorphine nach. Dazu nutzen sie unterschiedliche Mechanismen: Sie

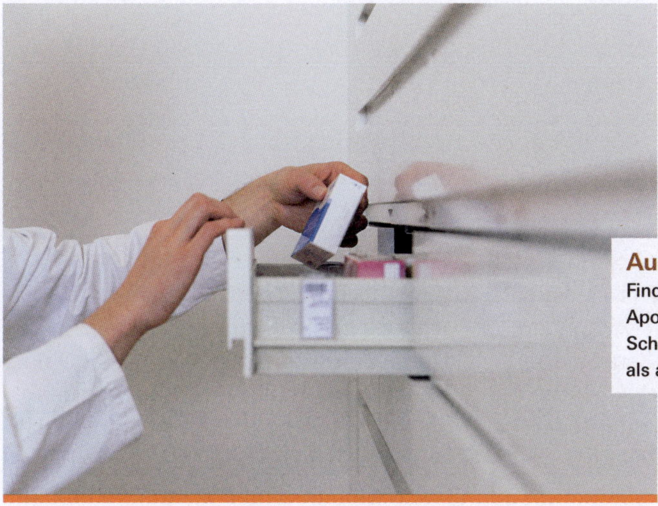

**Auswahl mit Augenmaß**
Finden Sie mit Ihrem Arzt und Apotheker heraus, welches Schmerzmittel sowohl hilfreich als auch gut verträglich ist.

verhindern, dass Schmerzsignale ins Gehirn übermittelt werden, sie regulieren im Gehirn die Schmerzempfindung herunter und verändern zudem die Schmerzverarbeitung. Anders als NSAR beeinträchtigen sie also die Wahrnehmung. Das Schmerzgedächtnis wird neu programmiert, die Haltung zu den Beschwerden verändert. Allerdings sind vielfache unerwünschte Ereignisse möglich, nicht zuletzt die körperliche Abhängigkeit.

Am häufigsten kommen bei relativ starkem Arthroseschmerz schwach wirksame Opioide wie Tramadol zum Einsatz. Unter ärztlicher Kontrolle, in streng regulierter Dosierung und Regelmäßigkeit angewandt, bergen sie überschaubare Risiken für Nebenwirkungen. Da Opioide nach einem gewissen Zeitraum (oft vier Wochen) eine körperliche Abhängigkeit auslösen, muss die Therapie streng nach ärztlicher Verschreibung begonnen und wieder ausgeschlichen werden. Opioide können helfen, die Zeit bis zu anderen Therapieschritten, zum Beispiel einem Gelenkersatz, zu überbrücken.

Jedes Opioid hat ein einzigartiges Wirkungs- und Nebenwirkungsprofil. Für alle gilt jedoch, dass in den zwei Wochen vor und nach der Einnahme keine sogenannten MAO-Hemmer konsumiert werden dürfen. Dazu gehören Tranylcypromin bzw. Moclobemid bei Depressionen oder Selegilin bei Morbus Parkinson. MAO-Hemmer und Opioide gemeinsam können zum lebensgefährlichen Serotonin-Syndrom führen. Zu den ersten Symptomen zählen Erregungszustände, Bewusstseinstrübung, Muskelzittern und -zucken sowie Blutdruckabfall.

### → Unerwünschte Wirkungen

Bei Opioiden sind die häufigsten Nebenwirkungen zu Beginn der Therapie oft stärker, gehen später aber zurück – zum Beispiel Juckreiz, Übelkeit, Benommenheit und Schwindel. Bei älteren Menschen steigt unter der Einnahme das Sturzrisiko, sodass hier Risiko und Nutzen besonders sorgfältig abgewogen werden sollten. Opioide entwickeln mit vielen Medikamenten gefährliche Wechselwirkungen, darunter Schlafmittel (Benzodiazepine) und Psychopharmaka. Lassen Sie sich vor der Einnahme umfassend beraten, und verzichten Sie auch vorübergehend auf das Autofahren.

### Tramadol

Eine Behandlung mit Tramadol entspricht Stufe 2 im WHO-Stufenschema. Es ist das schwächste Opioid und wird häufig verschrieben, wenn NSAR oder Metamizol nicht (mehr) gegen den Arthroseschmerz wirken oder nicht vertragen werden.

Das Medikament bindet an die Opioidrezeptoren im Körper. Zudem hemmt es die Wiederaufnahme von Botenstoffen, die an der Reizleitung beteiligt sind, in den Nervenzellen. Tramadol ist sowohl in flüssiger Form (als Tropfen), als Brausetablette, Tablette oder Zäpfchen erhältlich. Wird der Wirkstoff sofort freigegeben, wirkt er nach etwa 30 Minuten, doch insgesamt hält der Effekt nur maximal zwei Stunden an. Gegen chronische Schmerzen kommen daher oft Retard-Produkte zum Einsatz, die den Wirkstoff nach und nach freigeben und maximal dreimal täglich geschluckt werden dürfen. Retardtabletten dürfen keinesfalls zerteilt oder zerkaut werden, weil sonst der Wirkstoff nicht gleichmäßig aufgenommen wird.

### Tilidin

Wenn selbst Tramadol den Arthroseschmerz nicht ausreichend lindert, kann Tilidin eine Alternative sein. Dieses Opioid wirkt stärker und ist als Lösung zur Injektion, in Tropfen- sowie Tablettenform erhältlich. Es unterliegt in einigen Darreichungsformen dem Betäubungsmittelgesetz. Üblich sind Präparate, denen der Gegenspieler Naloxon beigemengt ist, denn Naloxon verhindert, dass Tilidintropfen bei missbräuchlicher Injektion berauschend wirken und kann zudem unerwünschte Wirkungen lindern.

Tilidin erreicht nach 25 bis 50 Minuten die maximale Wirkung und dämmt die Schmerzen insgesamt vier bis sechs Stunden lang ein. Es gibt aber auch hier Retard-Tabletten, die nach und nach ihre Wirkung entfalten. Gegenanzeigen für die Einnahme von Tilidin sind:

- eine beeinträchtigte Atemfunktion (z. B. bei Asthma, Lungenemphysem, Lungenhochdruck), weil sonst eine Unterversorgung mit Sauerstoff droht
- eine mäßig bis schwer gestörte Leberfunktion, weil die Wirkung dann ausbleibt
- eine Morphinabhängigkeit, dann kommt es zu schweren Entzugserscheinungen

### Oxycodon

Oxycodon, ein Opioid der WHO-Stufe 3, kommt bei Arthroseschmerzen zum Einsatz, bei denen Schmerzmittel der WHO-Stufen 1 und 2 nicht ausreichend gewirkt haben. Ziel ist immer, nach wenigen Wochen alternative Behandlungswege zu finden. Es ist in seiner Wirkung mit Morphin vergleichbar und birgt ein hohes Risiko für Nebenwirkungen. Die Kapseln und Tabletten unterliegen dem Betäubungsmittelgesetz. Oxycodonkapseln werden in der Regel anfänglich alle fünf Stunden eingenommen. Die Retardtabletten sind meistens morgens und abends einzunehmen und dürfen auf keinen Fall zerbissen oder gekaut werden, weil sonst eine Überdosierung des Wirkstoffs droht.

### → Achtung Wechselwirkung

Auf Alkohol und Grapefruit bzw. Grapefruitsaft sollten Patienten während der Einnahmezeit verzichten, da damit das Risiko für Nebenwirkungen zunimmt.

### Sonderfall Fentanylpflaster

Das Opioid Fentanyl, das noch deutlich stärker wirkt als Oxycodon, kommt nur für die Behandlung von extremen Arthroseschmerzen infrage. Vor allem, wenn Schluckbeschwerden eine orale Anwendung unmöglich machen oder Erkrankungen die Aufnahme der Wirkstoffe über den Magen-Darm-Trakt verhindern, wird es angewandt. Die Effekte treten erst nach sechs bis zwölf Stunden ein und halten unterschiedlich lang an. Treten gefürchtete Nebenwirkungen wie eine Atemdepression ein, genügt das Entfernen des Pflasters allein nicht, um eine Verbesserung zu erreichen. Darum ist für die ersten zwölf Stunden nach Applikation eine ständige ärztliche Überwachung erforderlich.

### Wichtig bei der Behandlung mit Opioiden

Inzwischen sind viele Ärzte darauf vorbereitet, chronisch Kranke mit Opioiden zu behandeln, das Risiko für unerwünschte Wirkungen zu minimieren und eine psychische Abhängigkeit zu verhindern. Die Behandlung beginnt mit der geringsten wirksamen Dosis, vor jeder Erhöhung müssen die Chancen und Risiken dieses Schritts genau abgewogen werden. Etwa zwei bis vier Wochen nach Beginn der Behandlung erfolgt eine erste Kontrolle, der sich im Verlauf weitere anschließen.

Wenn eine Dauerbehandlung nötig ist, gibt es die Opioide nicht etwa nach Bedarf oder Tagesform, sondern nach der Uhr. Das hält die Schmerzen unter Kontrolle und den Wirkstoffspiegel im Gehirn konstant. Auf diese Weise bildet sich kein Schmerzgedächtnis. Es kann aber eine Weile dauern, bis die richtige Dosierung und der angemessene Abstand zwischen den Medikamenteneinnahmen gefunden sind.

# Ihr Medikamenten-Stufenplan

Zusammen mit Ihrer Ärztin können Sie Ihren eigenen Stufenplan entwickeln. Im Idealfall kommen Sie nie über Stufe 1 – wenn doch, sind Sie gut vorbereitet!

**Während die Weltgesundheitsorganisation** die Schmerzmittel-Substanzklassen nach Intensität einteilt, können Sie um diesen Stufenplan herum Ihren eigenen Plan gestalten, geordnet nach dem Aufwand der Anwendung. Dieser besteht aus den Stufen

1. Schmerzlinderung von außen, womit Salben, Gele, Auflagen und Pflaster gemeint sind,
2. Schmerzlinderung von innen, also in Form von Tabletten, Kapseln, Tropfen oder auch Zäpfchen und
3. Schmerzlinderung per Spritze, was klassische Schmerzspritzen (mit Glukokortikoiden als Wirkstoffen) ebenso umfasst wie Hyaluronsäure- und andere Wirkstoffspritzen.

## Stufe 1: Schmerzlinderung von außen

Wenn ein einzelnes Gelenk Beschwerden bereitet, muss es nicht immer eine Tablette sein, die auf den ganzen Körper wirkt. Neben Hausmitteln (siehe S. 67) dämmen auch Cremes, Gele, Auflagen und Pflaster mit Schmerzmitteln die Beschwerden ein. Sie kosten wenig, sind nebenwirkungsarm und können schnell Linderung schenken. Studien legen nahe, dass schon das Einreiben und Massieren selbst die Beschwerden herunterregulieren, die Beweglichkeit fördern und die Stimmung heben kann.

### → Nur auf gesunde Haut!

Achten Sie darauf, die Produkte nur auf unverletzte Haut ohne Ausschlag und Entzündungszeichen aufzutragen bzw. aufzubringen. Fragen Sie bei Hautirritationen nach dem Auftragen Ihren Haut- oder Hausarzt um Rat.

Die Wirkung hält einige Stunden an – das reicht, um ins Fitnessstudio zu gehen, eine Wanderung zu wagen oder auszuschlafen. Leider halten aber nicht alle Gele und Cremes das Versprechen. Welche das genau sind, erfahren Sie auf unserer Internetseite www.test.de unter dem Stichwort „Medikamente im Text".

### Schmerzgel mit Diclofenac

Schmerzgele mit dem NSAR Diclofenac (siehe S. 133) sind in ihrer Wirkung auf Knie- und Fingergelenke mit Arthroseschmerzen gut erforscht. Bei Arthrose der Finger- und

**Schmerzgel mit Diclofenac** kann seine Effekte besser entfalten, wenn nach dem Auftragen eine Zellophanfolie um das behandelte Gelenk gewickelt oder aufgelegt wird. Zwei bis drei Stunden einwirken lassen, dann die Folie entfernen und die Haut atmen lassen, nach frühestens drei Stunden kann die Anwendung wiederholt werden.

Kniegelenke zeigen die Gele vorübergehend eine überlegene Wirkung – im Vergleich mit Placebos. Nach drei Monaten Daueranwendung war aber kein solcher Vorteil mehr messbar. Daher sollten diese nur zur Anfangsbehandlung bei Arthrosebeschwerden der Finger- und Kniegelenke für acht bis zwölf Wochen eingesetzt werden. Wer nach vier Wochen Behandlung mit Diclofenac-Gel keine Besserung erzielt, sollte gemeinsam mit seinem Arzt nach einer geeigneteren Therapie gegen den Schmerz suchen. Die Nebenwirkungen entsprechen denen von Diclofenac zum Einnehmen, kommen aber meist nur bei langer, großflächiger Anwendung vor.

### Neues zu den Schmerzpflastern

Gut erforscht sind Schmerzpflaster mit dem starken Opioid Fentanyl (siehe S. 141). Das entspricht allerdings der Stufe 3 des WHO-Stufenschemas und ist für die Stufe 1 Ihres persönlichen Stufenschemas ungeeignet. Doch es gibt auch Pflaster mit NSAR, die zur Therapie von Arthroseschmerzen eingesetzt werden. Zu ihnen liegen erst wenige qualitativ hochwertige Studien vor. Eine Analyse aus dem Jahr 2020, in die Ergebnisse aus 43 Studien mit 7 900 Teilnehmern eingingen, arbeitete heraus, dass von 12 Schmerzgelen und -pflastern Pflaster mit Diclofenac die Schmerzen am stärksten linderten – ohne gefährliche unerwünschte Wirkungen.

### Stufe 2: Schmerzlinderung zum Einnehmen

Es kann eine Weile dauern, bis Ihre Ärztin und Sie genau das NSAR oder Opioid gefunden haben, das Ihnen bei Schmerzen mit den wenigsten unerwünschten Wirkungen am ehesten hilft. Leider lässt sich nie genau vorhersagen, welcher Patient auf welches Präparat gut anspricht. Denken Sie aber bitte stets daran: Wenn ein Schmerzmittel nach einigen Tagen keine Wirkung gezeigt hat, wenn während der Therapie plötzlich andere Schmerzen hinzukommen oder die Beschwerden sich ausbreiten, sollten Sie nicht einfach weitermachen. Suchen Sie Ihren Arzt auf und lassen Sie abklären, ob Dosis oder Medikament falsch gewählt sind bzw. ob ein Arzneimittel eventuell für die neuen Schmerzen verantwortlich ist.

Verzichten Sie nicht eigenmächtig auf einen Teil der Tagesdosis. Denn oft besteht mit ein bis zwei Wochen regelmäßiger, höher dosierter Einnahme eine bessere Chance, gegen Entzündungen und das Schmerzgedächtnis anzukommen, als mit gelegentlicher oder niedriger dosierter Einnahme.

### Häufig verordnete zusätzliche Medikamente

Manchmal sind zusätzliche Medikamente nötig, um die Wirkung von NSAR oder Opioiden zu verbessern oder Nebenwirkungen zu lindern. Die Unterstützung der Wirkung ist zum Beispiel möglich durch

- Muskelrelaxanzien (die Muskeln entspannende Medikamente) wie Methocarbamol oder
- Antidepressiva wie Amitriptylin.

In beiden Fällen sind die erwünschten und möglichen unerwünschten Wirkungen, also Nutzen und Risiken, zusammen mit Ihrem Arzt gut gegeneinander abzuwägen. Weil viele Schmerzmittel auf den Magen schlagen, kommen vorsorglich oder bei entsprechender Indikation oft folgende Medikamente zum Einsatz:

- Protonenpumpenhemmer, die den durch NSAR angegriffenen Magen sowie die Speiseröhre schützen (siehe S. 138)
- Abführmittel, die die von einigen Opioiden ausgelöste Verstopfung lindern
- Antiemetika, die durch Opioide ausgelöste Übelkeit bekämpfen.

Auch hier gilt: Ihr Arzt berät Sie zu den mit Ihrer Medikation verträglichen Arzneimitteln und zur Dosierung und Anwendungsweise.

### Stufe 3: Schmerzstopp per Spritze

Oft zeichnet sich ab, dass eine Injektion in ein Gelenk schonender sein könnte als Medikamente zum Einnehmen, die den gesamten Organismus fluten. Während der aktivierten Arthrose können sie Linderung verschaffen. Sind also ein oder zwei Ihrer Gelenke entzündet und alle anderen geben Ruhe, kann eine intraartikuläre (also ins Gelenk injizierte) Schmerzspritze mit einem Glukokortikoid Sie schneller entlasten als Tabletten, Kapseln und Co. Sie unterdrückt die Entzündung dort, wo sie sitzt. In den meisten dieser Schmerzspritzen steckt außerdem ein Betäubungsmittel, das den Zeitraum zu überbrücken hilft, bis das Glukokortikoid seine Wirkung entfaltet.

Dicht unter der Hautoberfläche liegende Gelenke wie Finger- oder Kniegelenke lassen sich leichter erreichen als ein Hüftgelenk oder auch Facettengelenke. Bei tieferliegenden Gelenken ist eine Kontrolle der Kanüle mittels Ultraschall wichtig. Suchen Sie eine Praxis oder Klinik, die viele solche Behandlungen durchführt und deren Hygienekonzept Sie überzeugt. Eine aufmerksame Anamnese, um Risikofaktoren (zum Beispiel für Allergien, Verletzungen etc.) zu ermitteln, ist Pflicht.

Checkliste

## Nebenwirkungen reduzieren

Jedes Schmerzmittel kann unerwünschte Wirkungen mit sich bringen, doch Sie haben die Möglichkeit, ihnen vorzubeugen. Mit den folgenden Maßnahmen steigt Ihre Chance, Linderung zu erfahren und sich allgemein wohler zu fühlen.

- ☐ Nehmen Sie auch rezeptfreie Schmerzmittel streng nach Empfehlung von Arzt oder Apothekerin bzw. nach den Vorgaben des Beipackzettels.
- ☐ Greifen Sie höchstens vier Tage am Stück oder zehn Tage pro Monat auf rezeptfreie Schmerzmittel zurück.
- ☐ Mischen Sie niemals ohne Absprache mit Ihrem Arzt mehrere Schmerzmittel.
- ☐ Halten Sie sich an die Einnahme- und Dosierungsanweisungen Ihres Arztes.
- ☐ Verzichten Sie auf Alkohol, während Sie Schmerzmittel nehmen – Ihrer Leber zuliebe und um gefährliche Nebenwirkungen zu vermeiden.
- ☐ Setzen Sie jedoch nie vorzeitig grundlos und ohne Absprache ein Präparat ab.
- ☐ Sollten Sie zu Magen-Darm-Beschwerden neigen, sprechen Sie Ihren Arzt darauf an – er verordnet Ihnen gegebenenfalls ergänzend einen Magenschutz.
- ☐ Halten Sie sich bei Opioiden streng an die Uhrzeiten zur Einnahme und die Vorgaben zum Ausschleichen.
- ☐ Lassen Sie bei längerer Einnahme regelmäßig prüfen, ob Sie das Mittel in dieser Dosis noch benötigen.
- ☐ Lassen Sie regelmäßig Ihre Leber- und Nierenwerte checken.
- ☐ Wenn die Wirkung ausbleibt oder Sie unerwünschte Effekte bemerken: Suchen Sie Ihren Arzt auf!

### Nebenwirkungen der Schmerzspritze

Wenn Sie je ein Glukokortikoid eingenommen haben, wissen Sie um die möglichen Nebenwirkungen. Das Immunsystem wird unterdrückt, Haut- und Knochenstoffwechsel sowie die Fettverteilung verändern sich. Aber das Nebenwirkungsrisiko bei einer Spritze ist geringer als bei längerer täglicher Einnahme.

Viele der unerwünschten Wirkungen – wie eine mögliche Gewichtszunahme – sind vorübergehend. Das größte Risiko beim Spritzen in die Gelenkhöhle bringt die Injektion selbst mit sich. Immer besteht die Gefahr, dass Bakterien in ein Gelenk gelangen und Entzündungen auslösen. Bei Glukokortikoiden ist das Infektionsrisiko zusätzlich erhöht, weil der Wirkstoff die körpereigene Abwehr unterdrückt. Wenn kurz nach der Schmerzspritze Ihr Gelenk anschwillt und sich rötet – auch, wenn die Entzündungsanzeichen nicht ausgeprägt sind –, dann gehen Sie sofort zum Arzt.

### → Besondere Vorsicht geboten

Bei einer erhöhten Blutungsneigung oder bakteriellen Infektion im Körper sollten Sie auf die Schmerzspritzen verzichten. Ihr Arzt muss vor der Injektion auch ausschließen, dass die Entzündung in Ihrem Gelenk eine bakterielle Ursache hat. Leben Sie mit Diabetes, müssen Ihre Insulindosis und weitere Medikation vorübergehend angepasst werden. Sprechen Sie mit Ihrer Diabetologin darüber.

Wie viele Spritzen Sie in welchem Abstand bekommen, hängt unter anderem davon ab, wie Sie auf die Behandlung ansprechen. Zwei bis drei Spritzen in wöchentlichem Abstand sind ein bewährter Rhythmus.

### Infrage kommende Wirkstoffe

In den Schmerzspritzen bei Arthrose stecken oft die Glukokortikoide Triamcinolon, Betamethason oder Dexamethason. Alle sind gut erforscht, können die Entzündung

---

**Im Volksmund heißt die Schmerzspritze „Kortisonspritze“,** denn auch das körpereigene Kortison gehört zu den Glukokortikoiden. Zur Therapie unterschiedlichster Entzündungszustände werden Glukokortikoide künstlich hergestellt. Alle sind dem Stresshormon Cortisol nachempfunden, das den Blutdruck und die Elektrolyte reguliert, Energie bereitstellt, wach und denkfähig macht sowie Entzündungen herunterreguliert.

stoppen und Schmerzen im Gelenk für bis zu einem halben Jahr ausschalten. Das gibt Ihnen die Zeit, mit behutsamer Bewegung, Gewichtsreduktion und einer entzündungshemmenden Ernährung den Verschleiß insgesamt aufzuhalten.

Aber Vorsicht: Patienten, die weiter nichts tun können oder wollen, haben durch die Schmerzspritzen eher einen Nachteil als einen Vorteil, zeigen Studien. Eine große Studie mit Patienten, die alle drei Monate Triamcinolonspritzen ins Knie bekamen, verdeutlichte: Der Knorpel wurde schneller abgebaut als in einer Kontrollgruppe, der Kochsalzlösung injiziert wurde. Beide Gruppen hatten auch weiterhin starke Schmerzen. Andere Studien zeigen hingegen bei Kniearthrose eine gute Wirkung der Schmerzspritzen, zumindest für ein paar Monate. Lassen Sie sich also von Ihrem Arzt umfassend dazu beraten, ob Schmerzspritzen Ihnen helfen können. Und selbst wenn, betrachten Sie sie als kurzfristige Hilfe, nicht als Langzeittherapie.

Die gesetzlichen Krankenkassen übernehmen die Kosten oft, was Sie allerdings vorab abklären sollten.

## Schonung ist wichtig

Alles ist gut verlaufen, der Schmerz ist verschwunden – und nun? Vergessen Sie bitte nicht, dass Ihr Gelenk dennoch nicht unversehrt ist. Im Monat nach der Schmerzspritze sollten Sie das behandelte Gelenk nicht stark belasten. Bandagen können helfen, es zu schonen. Das Dehnen und Kräftigen der angrenzenden Muskulatur ist natürlich erlaubt und sogar von Vorteil.

## Hyaluronsäure fürs Gelenk

In den vergangenen Jahren hat ein „Lieblingswirkstoff" der modernen Medizin auch die Gelenkbehandlung erobert: die Hyaluronsäure. Denn der natürliche Grundstoff der Gelenkflüssigkeit und des Bindegewebes wird inzwischen in hoher Qualität chemisch nachgebaut. Direkt in die Gelenkhöhle gespritzt, soll Hyaluronsäure den weiteren Knorpelabbau bremsen und Ihnen die Schmerzen vorübergehend nehmen.

Viele Studien sprechen für gewisse Effekte, allerdings halten sie nur bei etwa der Hälfte der Patienten mehr als ein paar Wochen an. Außerdem kommt es auf den Zeitpunkt der Injektion an: Wenn gar kein Knorpel mehr vorhanden ist, verspricht die Behandlung höchstens einen Placeboeffekt. Für beste Ergebnisse sollten Sie sich einen Orthopäden suchen, der seit Langem mit Hyaluronsäure behandelt und dessen Hygienekonzept einer Infektion des Gelenks vorzubeugen hilft.

Ein Hemmschuh für die Behandlung kann ihr Preis sein, der von Kassenpatienten in der Regel privat getragen werden muss. Die vier bis fünf notwendigen Behandlungen pro Gelenk schlagen mit 250 bis 300 Euro zu Buche.

# Technische Hilfsmittel in der Schmerztherapie

Angebote der Orthopädietechnik wie Bandagen, Orthesen und Gehhilfen unterstützen die Therapie. Auch Apps können zum Therapieerfolg beitragen.

**Mit einer Bandage oder Orthese** können Sie und Ihre Orthopädietechnikerin Ihr arthrotisches Gelenk dabei unterstützen, sich nach einer Schmerz- oder Hyaluronsäureinjektion in Ruhe zu erholen. Dieses Hilfsmittel kann dazu beitragen, dass Sie sich wieder beweglich fühlen, es kann eine Operation hinauszögern und es ermöglicht nach einer OP mehr Mobilität.

### Bandagen

Bandagen sind für praktisch alle Gelenke möglich. Sie tragen dazu bei, dass Sie Ihre Gelenke nach einer erfolgreichen Schmerzmedikation nicht überbelasten, denn dass sie Knie- und Sprunggelenken Stabilität und eine verbesserte Wahrnehmung für Grenzen und Bedürfnisse Ihrer Gelenke (fachsprachlich: Propriozeption) schenken, darin zeigen sich Experten einig. Natürlich sind sie keine Dauerlösung, weil sonst Ihre Muskeln, Bänder und Sehnen verkümmern.

### Orthesen: Was für wen?

Auch Orthesen helfen Ihnen dabei, die Bedürfnisse Ihres arthrotischen Gelenks bei ausbleibenden Schmerzen nicht zu ignorieren. Allerdings sind sie komplexer, vielseitiger und teurer – manche können sogar Fehlstellungen korrigieren. Kein Wunder, dass für Menschen mit Arthrose zahlreiche Orthesen auf dem Markt sind. Es gibt vorgefertigte Modelle für fast jedes Gelenk, in dem Arthrose vorkommt. Solche Orthesen für Hüfte, Schulter, Hand- und Fingergelenke, Sprung- und Kniegelenk existieren in unterschiedlichen Materialien und Festigkeiten. Manche bieten die Möglichkeit, Wärme- und Kältekissen einzulegen. Maßgefertigte Orthesen hingegen unterstützen Sie in Ihren Therapiezielen. Orthesen können fünf Aufgaben erfüllen:

- das Gelenk stabilisieren
- Bewegungen in gesundem Ausmaß und der richtigen Richtung ermöglichen
- Überlastungen vermeiden
- die Muskulatur stärken und
- die Propriozeption und somit ein gelenkgesundes Leben fördern

Kniegelenkorthesen können sowohl die Stabilität erhöhen als auch die Beschwerden

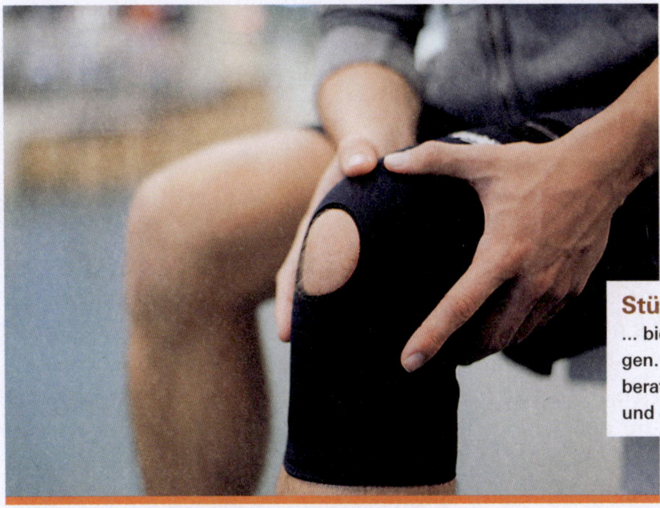

**Stütze und Schutz ...**
... bieten Orthesen und Bandagen. Lassen Sie sich zu Modellen beraten, die für Sie geeignet sind, und äußern Sie Ihre Bedürfnisse.

und damit den Schmerzmittelverbrauch deutlich reduzieren, bezeugen Studien. Weniger gut erforscht sind Orthesen für die Schulter-, Rücken- und Hüftgelenke, doch auch hier berichten viele Patienten von weniger Schmerzen und mehr Mut zur Bewegung. Lassen Sie sich durch Ihre Orthese zum Training motivieren, schonen Sie sich nicht: Die Muskeln sind schnell abgebaut, das möchten Sie sicherlich verhindern.

### → Was zahlt die Kasse?

Orthesen verordnet Ihnen Ihr Hausarzt oder Orthopäde. Zu beachten ist, dass meistens eine Grundversorgung, also ein bewährtes Standardmodell, von der Krankenkasse erstattet wird. Bei modernen Hightech-Orthesen müssen Sie die Differenz aus eigener Tasche bezahlen. Zudem fällt die übliche Zuzahlung an, sofern Sie nicht davon befreit sind: 10 Prozent, aber mindestens 5 Euro und höchstens 10 Euro.

### Spezielle Schuhzurichtungen

Viele denken bei Arthrose in der Wirbelsäule, Hüfte oder im Knie nicht automatisch an die Füße. Doch Orthopäden sprechen von der auf- und absteigenden Kette des Bewegungsapparats, vom Kopf bis zu den Füßen hängt buchstäblich alles zusammen. Fehlbelastungen einer Partie verursachen nicht selten Beschwerden an einer ganz anderen Stelle. Ihr Orthopäde kann Ihnen nach ausführlicher Untersuchung sagen, ob spezielle Schuhzurichtungen Ihre Knie oder Hüften auf förderliche Weise entlasten könnten. Pufferabsätze, spezielle Einlagen, Innen- oder Außenranderhöhungen am Schuh empfinden viele Patienten als angenehm.

Zu Außenranderhöhungen bei Kniearthrose in der Kniemitte liegen Studien vor, die für einen Erfolg sprechen: Patienten brauchten weniger Schmerzmittel und der mittlere Teil ihres Knies war messbar weniger belastet. Für andere Schuhzurichtungen gibt es solche Studienergebnisse (noch) nicht. Entsprechend zögerlich übernehmen die Krankenkassen die Kosten dafür.

### Gehhilfen und andere Stützen

„Oh nein, keine Krücke!“ – so reagieren viele auf den Vorschlag, eine Unterarmgehstütze zu nutzen. Klarer Fall, solche Gehhilfen sind weder sexy noch sehnt sich jemand danach, damit durch den Alltag zu humpeln. Aber: Mit einer aktivierten Arthrose, nach einer Schmerzspritze oder einem Eingriff bieten Unterarmstützen eine Möglichkeit, halbwegs schmerzfrei unterwegs zu sein. Haben Sie Arthrose- oder andere Schmerzen in den Händen, sollten Sie auf die speziell für Menschen mit rheumatischen Erkrankungen entwickelten Modelle achten. Bei ihnen liegt der gesamte Unterarm, weich gepolstert und mit einem Klettverschluss fixiert, so auf, dass die Fortbewegung möglichst unbeschwerlich verläuft. Im Sanitätshaus, bei Ihrer Orthopädietechnikerin oder in der Physio- bzw. Ergotherapie wird Ihre Stütze nicht nur angepasst, sondern Sie erfahren auch, wie Sie so damit umgehen, dass Sie mobil bleiben – zu Hause, beim Einkauf und gegebenenfalls auch im Beruf.

### Unterstützung durch Digitalisierung

Immer mehr physiotherapeutische Praxen und Fitnessstudios einerseits, Kliniken und Medikamentenhersteller andererseits sind auch im Internet und per Handy-App für Patienten da. Ihre Angebote sind allzeit zugänglich und kostenlos – die Qualität der Informationen variiert allerdings stark. Manchmal geht die Digitalisierung für Patienten dann doch ins Geld, denn über Internetforen, Homepages und Apps wird eine Menge zum Verkauf angeboten. Hier ein Premiumprogramm, dort ein Nahrungsergänzungsmittel … wichtig ist, dass Sie genau prüfen, wer der Anbieter ist und was das Angebot. Besprechen Sie das gegebenenfalls mit Ihrem Arzt.

### Die Medikation planen mit Web und App

Sind Sie bereits in medikamentöser Behandlung, helfen Ihnen Apps aus dem Internet, an die pünktliche Einnahme Ihrer Tabletten zu denken und wichtige Daten für den nächsten Arztbesuch zu speichern.

Die Stiftung Warentest hat 20 kostenlose Apps geprüft und die Angebote Mediteo, Vimedi und Meine Apotheke mit „gut“ bewertet (Heft 2/2021). Sie überzeugten in Bezug auf Nutzen, Transparenz, Handhabung und Basisschutz der persönlichen Daten.

### → Auf den Datenschutz achten

So hilfreich Apps sind und hier und da unseren Alltag erleichtern, sollte man dennoch immer prüfen, bevor man diese nutzt. Nicht alle Anbieter nehmen es mit dem Datenschutz so genau, wie es der Gesetzgeber vorgibt. Werden zu viele Ihrer privaten Daten wie Adresse, Telefonnummer oder Geburtsdatum zwingend abgefragt, sollten Sie stutzig werden.

Checkliste

## Hausaufgaben für Ihr Endlich-schmerzfrei-Programm

Sollten Ihre Schmerzen überhandnehmen, setzen Sie sich – am besten mit Ihrem Arzt – mit den Möglichkeiten auseinander, die Sie in diesem Kapitel kennengelernt haben. Sofern es Ihnen möglich ist, sollten Sie weiter daran arbeiten, dass es gar nicht so weit kommt. So ist es nun wieder an der Zeit, Ihren Ordner herauszuholen und Ihr Programm zu ergänzen. Dazu gibt es Hausaufgaben für Woche 4 und 5.

**Woche 4**

- ☐ Diese Woche geht es um Ihre Strategie für mehr körperliche Kraft.
- ☐ Planen Sie zweimal wöchentlich eine halbe Stunde Krafttraining ein. Legen Sie Tage und Uhrzeit fest.
- ☐ Wählen Sie eine Trainingsart, die Ihnen gefällt: im Studio, in der Gruppe, im Rehasport, allein, mit oder ohne Gewichte …
- ☐ Vor der Kräftigung dehnen Sie sich bitte wie gewohnt, Ihr Trainingsprogramm kann um die Zeit der Dehnübungen reduziert werden.
- ☐ Trainieren Sie zu Beginn unbedingt mit einem Physiotherapeuten oder einem Fitnesstrainer, der sich mit Arthrose auskennt.
- ☐ Achten Sie auf Ihren Kreislauf und Ihr Wohlbefinden. Trinken Sie ausreichend.
- ☐ Werden Ihre Schmerzen bei einer Aktivität stärker, fragen Sie Ihren Physiotherapeuten oder Arzt um Rat.

**Woche 5**

- ☐ Prüfen Sie Ihr Bewegungsprogramm insgesamt: Was rund um Dehnen, Kräftigen und Ausdauersport fällt Ihnen leicht? Was finden Sie schwer umzusetzen? Vielleicht finden Sie ja heraus, woran das jeweils liegt.
- ☐ Wenn der „innere Schweinehund" Sie öfter aufhält, hinterfragen Sie die Ursachen. Probieren Sie es zum Beispiel zu einer anderen Tageszeit, mit lauter Lieblingsmusik oder gemeinsam mit einem Freund.
- ☐ Belohnen Sie sich für jede erfolgreiche Trainingseinheit – gönnen Sie sich zum Beispiel eine Tasse Tee oder eine Folge Ihrer Lieblingsserie.
- ☐ Notieren Sie jede Verbesserung, die Ihnen auffällt: Wenn Sie beim Bücken tiefer kommen als zuvor, wenn Bauch und Oberschenkel straffer werden oder wenn Verspannungen zurückgehen, motiviert das ungemein!

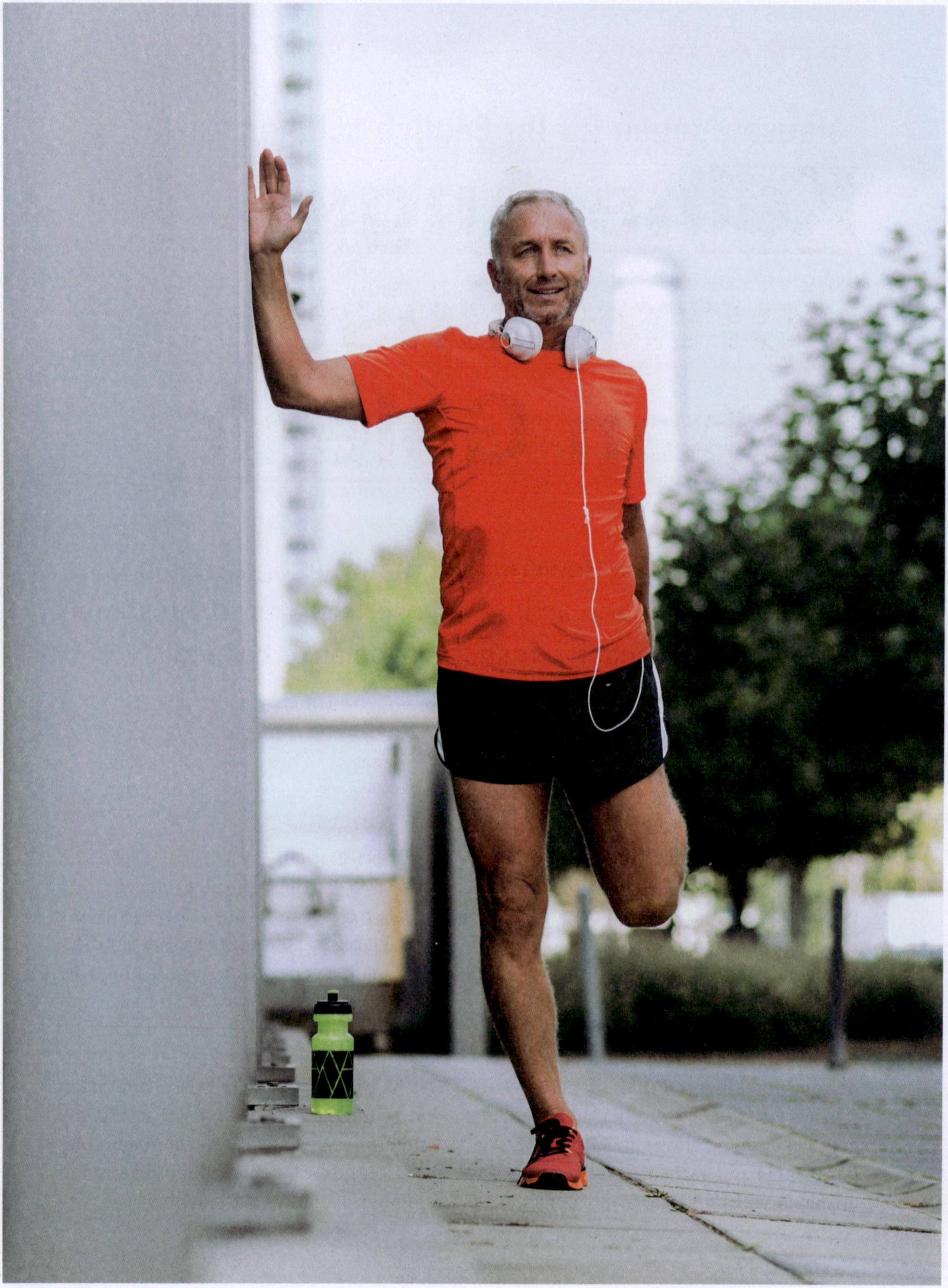

# Keine Angst vorm künstlichen Gelenk

Es kann sein, dass Bewegung, Ernährung und Schmerztherapie irgendwann an ihre Grenzen geraten. Dann könnte eine Operation helfen – manchmal gelenkerhaltend, manchmal auch mit Gelenkersatz.

**Der Gelenkersatz gilt** in Deutschland als Routineeingriff. Allein im Jahr 2018 implantierten Chirurgen 235 000 Hüft- und 178 000 Kniegelenke. Die „künstlichen Hüften" gehören seit Jahren zu den Top 3 aller Operationen bei älteren Menschen. Verschiedenen Erhebungen zufolge sind 70 bis 90 Prozent der Empfänger hinterher zufrieden. Bei denjenigen, die das nicht sind, können verschiedene Ursachen zugrundeliegen. Dazu zählen eine mangelhafte OP-Vorbereitung bzw. Nachsorge oder auch, dass an den Beschwerden gar nicht zuerst die Arthrose schuld war – die Ursachen bestehen dann trotz des Gelenkersatzes weiter.

Darum gibt es auch so viele Eingriffe, die den Gelenkersatz verhindern oder zumindest hinauszögern sollen. Das gibt Ihnen die Möglichkeit, sich in Ruhe über infrage kommende Verfahren und Kliniken zu informieren. Wenn es dann doch Zeit für ein neues Gelenk wird (ganz oder teilweise), sind Sie in den besten Händen. Denn wissenschaftliche Studien verraten auch: Bei erfahrenen Operateuren gibt es weniger Komplikationen und mehr Patientenzufriedenheit.

# Eine letzte Chance – gelenkerhaltende Eingriffe

Die Arthroskopie zur Rettung geschädigter Gelenke hat sich nur teilweise bewährt. Andere Eingriffe für Knie, Hüfte und Wirbelsäule versprechen inzwischen mehr Erfolg.

**Ob eine gelenkerhaltende Operation** für Sie infrage kommt, hängt zum einen vom Grad des Verschleißes, zum anderen von Ihrem allgemeinen Gesundheitszustand, Ihren Wünschen und Zielen ab. Wenn Sie eine Behandlung mit Radioaktivität ablehnen, ist die Radiosynoviorthese (die Bestrahlung der entzündeten Gelenkinnenhaut) für Sie keine Option. Minimalinvasive Eingriffe zur Rettung Ihres Knorpels, etwa in Form einer Knorpeltransplantation, sind nur bei dem Verschleiß eines kleineren Bereiches oder ganz zu Beginn der Arthrose sinnvoll.

Grundsätzlich gilt: Viele Ärzte und Kliniken entwickeln stetig ihre Verfahren weiter. So werden in immer mehr Kliniken minimalinvasive Eingriffe (früher „Schlüsselloch-OP“ genannt) vorgenommen, selbst ganze Hüftgelenke werden heute mit kleinsten Schnitten ausgetauscht. Minimalinvasive Eingriffe hinterlassen kleinere Wunden, die oft schneller heilen und weniger Schmerzen verursachen. Doch nicht für alle Eingriffe und nicht für jeden Patienten sind sie geeignet.

Egal, um welches Verfahren es geht: Finden Sie vorher heraus, welche Klinik in der Nähe sich darauf versteht, wie genau der Eingriff abläuft und ob die Krankenkasse die Kosten übernimmt. Scheuen Sie sich nicht, hier bei Ihren Ärzten nachzufragen und auch andere Meinungen einzuholen.

## Denervierung

Dieser kleine Eingriff hat mehrere Namen: Auch Denervation, Verödung oder Thermokoagulation sind verbreitet. Zur Denervierung – also Ausschaltung der Schmerzweiterleitung über die Nervenfasern – nutzen die meisten Ärzte heutzutage Hitze. Doch auch chemische Verfahren oder Behandlungen mit Kälte (Kryotherapie) sind grundsätzlich möglich. Am besten erforscht ist die Denervierung der Facettengelenke der Wirbelsäule, die 50 bis 80 Prozent der Behandelten für ein bis zwei Jahre Schmerzfreiheit schenkt. Seit Kurzem bieten einige Praxen und Kliniken auch die Denervierung der Kniegelenke an. Die Fingergelenke können ebenfalls mit der Thermokoagulation schmerzfrei werden.

### → Zuerst die Probe

Die meisten Ärzte testen vor der Behandlung mithilfe eines Lokalanästhetikums, ob die Behandlung Erfolg verspricht. Sie legen mit dem Betäubungsmittel bestimmte Nervenfasern lahm. Ist der Patient daraufhin (vorübergehend) schmerzfrei, hat der Arzt die richtigen Nerven erwischt – und dann kann voraussichtlich auch die Denervierung helfen.

Gut erforscht ist die Denervierung der Facettengelenke mithilfe großer Wärme. Je nach Verfahren werden Temperaturen von 65 bis 90 Grad Celsius eingesetzt. Der Ablauf ist bei allen Denervierungen ähnlich:

- Der Patient bekommt eine örtliche Betäubung in der zu behandelnden Region.
- Der Arzt führt unter Sichtkontrolle (mit einer Endoskopkamera oder Röntgen) eine dünne Kanüle ein.
- Durch die millimeterdünnen Hohlnadeln hindurch führt der Arzt eine Radiofrequenzsonde ein und verödet den Nerv.
- Da in der Regel mehrere Nerven behandelt werden müssen, wird die Prozedur entsprechend wiederholt.

Die Risiken durch eine Denervierung entsprechen denen jedes minimalinvasiven Eingriffs: Entzündungen, Unverträglichkeiten der örtlichen Betäubung sowie Taubheitsgefühle gehören dazu. Lassen Sie sich auf jeden Fall vor der Denervierung von Ihrem Operateur genau über das Verfahren und die Chancen und Risiken informieren und holen Sie bei Bedarf eine Zweitmeinung ein.

Gut zu wissen: Nur bei wenigen hält der Erfolg dauerhaft an. Weil die Nerven sich langsam regenerieren, können die Beschwerden nach ein bis zwei Jahren zurückkehren. Das schenkt Ihnen jedoch die Zeit, sich mit anderen möglichen Behandlungsverfahren auseinanderzusetzen.

### Radiosynoviorthese

In den letzten Jahren hat die Radiosynoviorthese bewiesen, dass sie die Beschwerden von Patienten mit häufig entzündeten Gelenken lindern kann. Sie hat sich in erster Linie bei entzündlich-rheumatischen Gelenkerkrankungen, z.B. rheumatischer Arthritis, bewährt. Diese Behandlung fällt in den Bereich der Nuklearmedizin, denn die Behandlung erfolgt mithilfe radioaktiver Substanzen. Für Erfolgsaussichten sollte die Arthrose aber nicht zu fortgeschritten sein. Studien sprechen von positiven Effekten bei drei von vier Patienten, die der Bildgebung zufolge Arthrose der Stadien 1 bis 3 aufgewiesen haben.

Grundsätzlich eignet sich die Radiosynoviorthese für jedes Gelenk – mit Knie, Schulter, Ellenbogen, Hand-, Sprung- und Fingergelenken gibt es die meisten Erfahrungen. Mithilfe einer Kanüle bringt der Arzt ein ra-

**Die Arthroskopie zur Behandlung** der Kniearthrose ist umstritten. Bei diesem minimalinvasiven Eingriff führt der Chirurg Kamera und Instrumente in das Gelenk. Arthroskopische Behandlungen der Knie wie die Lavage (Gelenkspülung) oder das Entfernen der Gelenkinnenhaut (Synovektomie) hatten in Studien keine Vorteile gegenüber konservativen Behandlungen. Doch bei Meniskusschäden und zur Entfernung von freien Gelenkkörpern mit und ohne Arthrose bleibt die Arthroskopie sinnvoll.

dioaktives Element direkt in die Gelenkhöhle ein. Die Strahlung, die es dort abgibt, ist stark genug, die Entzündungsherde der Gelenkinnenhaut zu zerstören, aber doch so schwach, dass alle anderen Strukturen des Gelenks erhalten bleiben.

Zu den Nebenwirkungen zählen Infektionen, Schädigungen an Haut und Knochen und (unterhalb der Hüfte) auch Venenthrombosen. Um das Risiko gering zu halten, ist auf erfahrene Therapeuten zu setzen und das behandelte Gelenk ein bis zwei Tage komplett ruhig zu stellen. Die Kosten für die ambulante Behandlung trägt in der Regel die gesetzliche Krankenkasse.

### Arthroskopie bei anderen Gelenken

Bei der Schulterarthrose leistet die Arthroskopie in der Diagnostik und Therapie nach wie vor gute Dienste. Insbesondere die Behandlung typischer Schulterpathologien, die gern kombiniert mit Arthrose auftreten (z. B. Impingement-Syndrom, Rotatorenmanschettenruptur und Instabilitätsverletzungen), gelingt auf diesem Wege in vielen Fällen erfolgreich ohne offenen Eingriff. Die Kosten übernimmt in der Regel die Krankenkasse. Im oberen Sprunggelenk kann die Arthroskopie die entzündete Gelenkinnenhaut, freie Gelenkkörper, beschädigte Knorpelteile und Osteophyten (Knochensporne) zu entfernen helfen. Grundsätzlich kommt die Arthroskopie auch zur Behandlung anderer Gelenke (z. B. Hüfte, Ellenbogen) infrage, Ursache der Beschwerden ist hier aber meistens keine Arthrose.

### → Risiken und Nebenwirkungen

Das Risiko einer minimalinvasiven Arthroskopie ist gegenüber offenen Operationen zwar verringert, Infektionen, Blutungen und Gelenkergüsse sind dennoch möglich. Nach einer Arthroskopie des Knies kann es vermehrt zu Venenthrombosen oder Lungenembolien kommen, denen Sie aber in Absprache mit Ihrem Arzt gut vorbeugen können.

### Knorpeltransplantation und Mikrofrakturierung

Knorpel entweder ersetzen oder dazu anregen, nachzuwachsen – das versprechen die Knorpelersatztechniken. Aktuell im Einsatz sind sie fast ausschließlich bei Arthrose im Kniegelenk. Die Verfahren heißen

- Mikrofrakturierung,
- Pridie-Bohrung,
- autologe Knorpelzelltransplantation und
- Knochen-Knorpel-Transplantation (Mosaikplastik).

Bei der Mikrofrakturierung und Pridie-Bohrung soll das Knochenmark dazu stimuliert werden, neuen Knorpel zu bilden. Mikrofrakturierung heißt: Der Chirurg locht die Knochenoberfläche, auf der der neue Knorpel wachsen soll, mithilfe eines Spezialinstruments. Die kleinen Verletzungen führen dazu, dass stammzellhaltiges Knochenmarksblut austritt, aus dem sich nach einigen Wochen Ersatzknorpel bildet. Bei der Pridie-Bohrung erzielt der Arzt denselben Effekt mit gleichmäßig verteilten Bohrlöchern.

Bei der Knorpelzelltransplantation, auch autologe Chondrozytentransplantation (ACT) genannt, wird der geschädigte Knorpel entfernt und durch neue Knorpelzellen ersetzt. Diese stammen aus dem eigenen Körper und wurden im Labor angezüchtet. Dazu sind zwei Operationen nötig. Zunächst wird gesunder Knorpel aus einem unbelasteten Gelenkanteil entnommen. Der zweite Eingriff dient dann zum Einbringen der jungen Knorpelzellen ins geschädigte Gelenk.

Die Knorpel-Knochen-Transplantation, auch Mosaikplastik und Osteochondrales Autologes Transplantationssystem (OATS) genannt, ist ebenfalls aufwendig: Aus einer wenig belasteten Stelle des Gelenkknorpels stanzt der Operateur Knochen-Knorpel-Zylinder heraus. Diese werden dann dort eingesetzt, wo der Arthrose wegen Knorpel fehlt.

So vielversprechend die Verfahren klingen: Unterm Strich kommen sie nur für wenige Arthrosepatienten infrage. Die besten Ergebnisse gibt es bei jungen Menschen mit eigentlich gesunden Gelenken, bei denen die Arthrose durch eine Verletzung bedingt und auf einen kleinen Bereich begrenzt ist. Auch im Frühstadium der Arthrose, wenn nur kleine Flächen ersetzt werden müssen, sind die Aussichten gut.

Wenn Sie sich für einen solchen Eingriff interessieren, sprechen Sie Ihren Orthopäden darauf an und suchen Sie sich ein darauf spezialisiertes Zentrum, um sich informieren zu lassen. Die Krankenkasse übernimmt in der Regel die Kosten.

Denken Sie daran, dass Sie nach der Operation das behandelte Gelenk sechs Wochen lang nicht belasten dürfen, also eine längere Krankheitszeit auf Sie zukommt. So zäh und widerstandsfähig wie der natürlich gewachsene Knorpel wird der Ersatz jedoch nicht.

# Wann ist es Zeit für eine Operation?

Manchmal nützt alles nichts: Die Schmerzen bleiben oder kommen wieder. Operationen bieten gute Aussichten – wenn der richtige Patient beim richtigen Operateur landet.

**Falls Sie den Punkt erreichen,** an dem nichts mehr geht – dann werfen Sie sich nichts vor. Seien Sie stolz auf sich. Sie haben viel auf sich genommen, um Ihr Gelenk zu retten. Doch manchmal kommt dieser Einsatz einfach zu spät, und manchmal sind genetische, stressbedingte oder andere Faktoren schuld daran, dass sich die Arthrose nicht bremsen lässt.

Vielleicht bietet die Chirurgie noch eine Alternative zum kompletten Gelenkersatz. Manche Gelenke können unaufwendig so versteift werden, dass ihre Unbeweglichkeit nicht stört. In anderen Fällen verhindert die Umstellung der Beinachse, dass ein Gelenk ausgetauscht werden muss.

### Gelenkerhaltende und gelenkopfernde Eingriffe

Ein Gelenkersatz lässt sich oft vermeiden, indem ein Gelenk versteift oder eine Fehlstellung operativ korrigiert wird. Außer der Lage des Gelenks bestimmen Alter und Gewicht des Patienten, was infrage kommt. Folgende Eingriffe werden häufig vorgenommen:

- **Arthrodese (Gelenkversteifung) –** betrifft vor allem Sprunggelenk, Fingerend- und Fingermittelgelenk sowie Großzehengrundgelenk. Hier wird aus zwei Knochen einer: Der Chirurg verbindet die beiden sonst beweglichen Teile eines Gelenks fest miteinander. Schrauben oder Metallplatten dienen dazu, beide zu fixieren – üblicherweise wächst binnen einiger Wochen Knochengewebe ins Gelenk ein, sodass die Schmerzen nachlassen oder verschwinden. Die Aufgaben des versteiften Gelenks können bei den typischen Einsatzgebieten von einem benachbarten Gelenk übernommen werden.
- **Umstellungsosteotomie –** betrifft Hüfte, Knie und Sprunggelenk. Sie stellt eine mögliche Alternative zum Gelenkersatz dar. Ein Knochenteil wird herausgesägt, mit Schrauben oder Metallplatten in einer neuen Stellung wieder mit dem Rest des Knochens verbunden und die Fehlstellung so ausgeglichen. Hüft- und Beinfehlstellungen, wie X- oder O-Beine, können die Arthrose entweder

mitverursacht haben oder in ihrem Verlauf aufgetreten sein, was den weiteren Verschleiß beschleunigt. Die Umstellungsosteotomie kann dann helfen, das Gewicht erstmals oder wieder gleichmäßig zu verteilen und Beschwerden zu lindern. Umstellungsosteotomien sind bei jüngeren, nicht zu schweren Patienten besonders aussichtsreich.

- **Trapezektomie (Resektions-Arthroplastik) –** betrifft das Daumensattelgelenk. Bei Rhizarthrose sind in den letzten 50 Jahren viele OP-Techniken ausprobiert und wieder verworfen worden. In der Praxis und vielen Studien bewährt hat sich die Entfernung des großen Vieleckbeins (fachsprachlich Os trapezium). Denn um diesen Handwurzelknochen direkt unterhalb des Daumens herum sitzt die Arthrose, die die Beschwerden verursacht. Die vollständige Trapezektomie geht also mit der Entfernung des Gelenks einher, auch wenn in den meisten Fällen keine Endoprothese eingesetzt wird. Mehr zum Eingriff stellt das nächste Unterkapitel vor.

### Doch ein Gelenkersatz?

Spricht alles für einen Gelenkersatz, so sind Sie zumindest in bester Gesellschaft. Seit vielen Jahren gehören diese Eingriffe an Hüft- und Kniegelenken zu den häufigsten Operationen in Deutschland überhaupt.

### → Der Erste ist der Beste

Während die Komplikationsrate beim ersten Gelenkersatz niedrig ist, fällt Chirurgen jede erneute Endoprothetik an derselben Stelle ungleich schwerer. Das liegt nicht nur am gestiegenen Alter der Patienten, sondern auch an Vernarbungen durch die erste Operation und am sich verschlechternden Knochenzustand.

Wann Patienten nicht länger warten sollten, dazu haben die Fachgesellschaften strenge Kriterien festgelegt. Sie heißen EKIT-Kriterien (kurz für Evidenz- und konsensbasierte Indikation Totalendoprothese). Die EKIT fürs Knie kamen 2018 heraus, die für den Hüftgelenkersatz sollen Ende 2021 veröffentlicht werden.

**Endo- kommt vom** Altgriechischen endon für innen, Endoprothese bezeichnet jeden implantierbaren Gelenkersatz. Die Abkürzung TEP steht für Totalendoprothese, was zu Verwechslungen einlädt – schließlich gibt es auch die Teilendoprothese, diese wird allerdings nicht abgekürzt.

Folgende Mindestvoraussetzungen sind in EKIT-Knie für die Knie-TEP definiert:

- qualender Knieschmerz seit mindestens drei bis sechs Monaten – durchgehend oder wiederkehrend
- Nachweis eines Strukturschadens in der Bildgebung
- Versagen konservativer Therapiemaßnahmen wie Schmerztherapie und Bewegung
- Einschränkung der Lebensqualität für ebenfalls mindestens drei bis sechs Monate
- subjektiver Leidensdruck

Zusätzlich spielt eine Rolle, welche Einschränkungen der Kniearthrose wegen im Alltag vorhanden sind. Wenn ein Patient beruflich, im Haushalt, in Freizeit und Sport nichts mehr schafft, wenn das Autofahren genauso schwerfällt wie eine Reise mit Bus oder Bahn – dann kann ein Gelenkersatz viele Erleichterungen bringen.

Sind Sie ein Kandidat für eine TEP, egal in welchem Gelenk, dann wird Ihr Gesundheitszustand genau überprüft. Eine ausgeprägte Infektion im Kniegelenk muss zunächst ausheilen, auch Infektionen an anderer Stelle sprechen oft gegen die OP. Großes Übergewicht ab einem Body-Mass-Index von 40 kann ein Hindernis sein, muss es aber nicht. Bevor Sie jedoch auf dem OP-Tisch landen, stellt sich noch eine wichtige Frage: Braucht es wirklich den kompletten Gelenkersatz oder reicht ein Teilersatz?

## Fakten zur Teilendoprothetik

Die Entscheidung für eine Teilendoprothetik stellt sich besonders oft beim Knie, denn bei vielen Menschen ist nur ein Bereich (Kompartiment) des Kniegelenks verschlissen. Solange also zwei von drei Kompartimenten, beide Kreuzbänder sowie das Innen- und Außenband des Knies noch intakt sind, ist eine Teilendoprothese möglich. Sie wird auch Schlittenprothese genannt. Denn zwei Metallkomponenten und eine Gleitfläche aus Kunststoff wirken hier zusammen. Für die Schlittenprothesen spricht, dass die Patienten buchstäblich schneller wieder auf den Füßen sind als jene, die das gesamte Kniegelenk austauschen lassen. Allerdings bleibt eine TEP meistens länger erhalten als die Teilprothese. Weniger verbreitet ist die Teil- oder Oberflächenendoprothese der Hüfte – sie kommt vor allem für jüngere Menschen infrage, die sportlich und fit sind, aber nach Leistungssport oder Sportunfällen Arthrose entwickelt haben. Der Gedanke dahinter: Wenn der Patient nach 10 oder 20 Jahren doch eine TEP braucht, ist noch viel Knochensubstanz erhalten. Auch bei anderen Gelenken wie der Schulter oder dem Sprunggelenk sind Teilendoprothesen möglich. Sie werden relativ selten eingesetzt, weil sie nur in besonderen Situationen indiziert sind und ihre Haltbarkeit begrenzt ist.

## Fakten zur Totalendoprothetik

Wenn Sie bei Ihrer OP 65 Jahre oder älter sind, stehen die Chancen gut, dass Ihre neue

Checkliste

## Was für einen Eingriff spricht

Operieren lassen oder doch nicht? Die Entscheidung kann Ihnen niemand abnehmen. Ob tatsächlich die TEP, eine Teilprothese oder doch eine Umstellungsosteotomie für Sie das Beste sind, klären Sie dann in Absprache mit Ihren Ärzten. Für eine OP spricht:

- ☐ Die Wegstrecke, die Sie zu Fuß zurücklegen können, wird immer kürzer.
- ☐ Autofahren fällt Ihnen der Schmerzen wegen schwer.
- ☐ Sie schlafen schlecht, weil die Arthrose Sie wachhält oder aufweckt.
- ☐ Sie sind schon lange krankgeschrieben und vermissen Ihren Beruf.
- ☐ Sie haben gefühlt alles ausprobiert, was möglich war.
- ☐ Ständig Medikamente zu benötigen belastet Sie.
- ☐ Dass Sie sich kaum bewegen können, hindert Sie daran, sich überhaupt zu bewegen.
- ☐ Für Alltagstätigkeiten benötigen Sie immer mehr Hilfe.
- ☐ Alle ärztlichen Befunde sprechen dafür, dass die Arthrose an Ihren Qualen schuld ist.
- ☐ Sie sind bereit, zu unternehmen, was für das gute Einwachsen und die lange Haltbarkeit des neuen Gelenks nötig ist.

Totalendoprothetik Ihnen lebenslang erhalten bleibt. Laut einer Studie von 2019 zufolge waren nach 25 Jahren die Hüftprothesen von etwa 58 Prozent der Teilnehmer noch nicht ausgetauscht, bei den künstlichen Kniegelenken verblieben sogar 82 Prozent mehr als 25 Jahre an Ort und Stelle. In Zukunft, schätzen Experten, werden die meisten TEP 30 oder mehr Jahre überstehen.

### → Immer verträglicher

Die Leidensgeschichten von Patienten, deren Eingriff 10 oder 20 Jahre zurückliegt, müssen Sie nicht beunruhigen. Gelenkersatz ist heute verträglicher, haltbarer und belastbarer als früher, die Operateure sind erfahrener, die OP-Techniken schonender.

# Das künstliche Gelenk im Detail

Alle OP-Techniken und Materialien aufzuzählen, die es gibt, würde den Umfang dieses Buches verdoppeln. Stattdessen erhalten Sie einen ersten Eindruck des derzeit Möglichen.

**Bei jedem Gelenkersatz** sind Sie in einer Klinik bzw. bei einem Operateur gut aufgehoben, wo dieses Gelenk eine Hauptrolle spielt. Eingriffe an den Händen etwa stellen andere Anforderungen als jene im Kieferbereich. Suchen Sie am besten über eine seriöse Ärztevereinigung, die viel Expertise zu Ihrer Arthrose hat (Kontaktadressen siehe S. 170).

### Neues zur „künstlichen Hüfte"

Allein für die Hüfte wurden in den letzten Jahren zahlreiche neue Prothesentypen entwickelt. Die normale Schaftprothese, die Oberschenkelhals und Hüftkopf ersetzt, hat einen langen Schaft, der im Oberschenkel verankert wird. Das kostet viel Knochensubstanz. Vor allem jüngere Menschen, die vermutlich bis ans Lebensende nicht nur einen Hüftersatz brauchen, sollten aber genug Knochensubstanz übrigbehalten. Kurzschaftprothesen ermöglichen das, dazu muss der Knochen allerdings gesund und fest sein.

Hüft-TEP gibt es in unterschiedlichsten Materialmischungen, Metall auf Spezialkunststoff – hochvernetztem Polyethylen (PET) – ist ebenso üblich wie Keramik auf Kunststoff, Keramik auf Keramik oder Metall auf Metall. Befestigt werden die Knieprothesen zementfrei oder mit dem sogenannten Knochenzement. Letzterer hat mit dem Baustoff Zement wenig gemein, es handelt sich um einen Zwei-Komponenten-Kleber, der Knochen und Prothese dauerhaft miteinander verbindet. Zementfreie Prothesen hingegen werden so aufgeraut und auf den Knochen gepresst, dass sie nach und nach mit dem Knochen verwachsen. Sowohl bei Hüft- als auch bei Knie-TEP sind Kombinationen möglich: Hierbei befestigt der Chirurg einen Teil der Prothese mit Knochenzement, den anderen zementfrei. Welches Verfahren sich für Sie eignet, hängt unter anderem von Ihrem Alter und vom Zustand Ihrer Knochen ab.

Für Sportbegeisterte besteht die Möglichkeit, dass bei der Operation selbst Rücksicht auf den Lieblingssport genommen wird. Der Chirurg wählt den OP-Zugang dann so, dass die beim Sport belasteten Gewebestrukturen rund um das Gelenk mög-

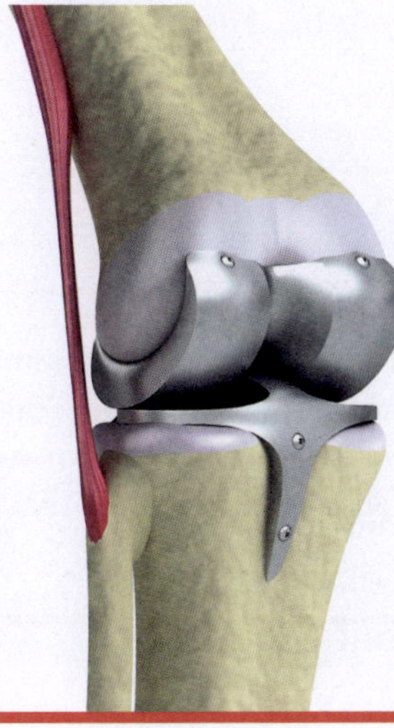

**Eine Scharnierprothese aus Titan ...**
... ist eine vieler Möglichkeiten der Knie-TEP. Was für Sie infrage kommt, hängt von Ihrem Alter, vom Zustand Ihrer Knochen und Bänder sowie Ihrem Gesundheitszustand insgesamt ab.

lichst intakt bleiben. Das hilft hinterher, einem Ausrenken des Prothesenkopfes vorzubeugen.

### Neues aus der Knie-TEP

Deutsche Kliniken blicken auf rund 50 Jahre erfolgreicher Knie-Totalendoprothetik (TEP) zurück. Die heute gebräuchlichen Endoprothesen bestehen aus zwei Metallkomponenten sowie einem Teil Kunststoff (PET). Bei den TEP ist zwischen drei unterschiedlichen Typen zu unterscheiden – nach dem Aufbau sowie der Art der Kopplung.

Der Klassiker sind die Scharnierprothesen. Das Scharnier verbindet hierbei die Ober- und Unterschenkelknochen. Diese übernehmen fortan die Gelenkführung, sodass zwar Beugen und Strecken möglich sind, aber keine komplexeren Bewegungsabläufe. Weil die Komponenten fest miteinander verbunden sind, werden sie auch gekoppelte Prothesen genannt. Sie eignen sich auch für Patienten, deren Knochen bereits brüchig und deren Gelenkbänder geschädigt sind.

Sind die Muskulatur und die Seiten- und hinteren Kreuzbänder gut erhalten, spricht viel für die ungekoppelte Knie-TEP, bei der die Bänder das künstliche Gelenk stützen und führen. Sie wird auch Oberflächenersatz genannt, was jedoch einen falschen Eindruck erweckt: Tatsächlich werden alle Teile des Gelenks entfernt. Diese Teile der TEP werden getrennt voneinander in den Oberschenkel- und Schienbeinknochenenden verankert, dabei bleibt mehr Knochensubstanz erhalten als bei der Scharnierprothese. Einen Kompromiss für Patienten mit wenigen gut erhaltenen Bändern kann eine teilgekoppelte TEP bieten.

### Lösungen für Daumen und Finger

Wie wichtig Grund- und Mittelgelenke der Finger sowie das Daumensattelgelenk sind, merken viele erst, wenn die eigenen Gelenke nicht mehr funktionieren. TEP kommen

**Seit wenigen Jahren gibt es auch Gelenkpfannen** mit einer sogenannten tripolaren Gelenkpaarung (fachsprachlich „double mobility"). So führen selbst extreme Gelenkstellungen nicht zu einem Ausrenken der Prothese – Yoga, Ballett, alles scheint möglich. Zu diesen TEP fehlen allerdings noch Langzeitdaten.

meistens infrage, sind aber derzeit (noch) selten die beste Lösung, denn die Komplikationsraten und Haltbarkeit lassen noch zu wünschen übrig.

### → Silikon-Spacer für neue Beweglichkeit

Bei fortgeschrittener Arthrose der Fingermittelgelenke und der Daumensattelgelenke – vornehmlich bei entzündlichen Rheumagelenken – bewähren sich oft Platzhalter aus Silikon (Silikon-Spacer). Sie ersetzen das verschlissene Gelenk, werden von körpereigenem Bindegewebe umhüllt und erhalten die Beweglichkeit des Fingers bzw. Daumens weitgehend.

### Weiterer Gelenkersatz

Auch bei anderen Arthrosen ist die Endoprothetik möglich, dennoch sind andere Eingriffe verbreiteter:

- Für das Kiefergelenk genügen oft Aufbissschiene oder Physiotherapie. Auch der Ersatz der verschlissenen Gelenkscheibe ist möglich, als Materialien eignen sich Kunststoff oder körpereigenes Muskelgewebe. Zur TEP kommt es vor allem nach Unfällen und Erkrankungen.
- Schwere Sprunggelenksarthrose wird gerade bei Jüngeren oft zunächst mit einer Versteifung des Gelenks, der Arthrodese, behandelt. Sie ermöglicht es, weiterhin aktiv Sport zu treiben, und kann später im Leben durch eine TEP ersetzt werden, die Studien zufolge etwa 10 bis 15 Jahre hält.
- Omarthrose kann, wenn vorherige Behandlungen nicht ausreichten, mit einer TEP behandelt werden. Oberarmkopf und Gelenkpfanne werden komplett ersetzt, wobei der Kopf und Schaft oft aus Titan bestehen, die Gelenkpfanne aus Kunststoff. Je nach Form und Verankerungsmöglichkeiten überdauern Schulter-TEP Studien zufolge 15 bis 20 Jahre. Unabhängig von der Art des Gelenkersatzes gilt: Sie können viel dafür tun, dass Ihre Endoprothese gut einwächst und Ihnen viele Jahre lang treue Dienste leistet.

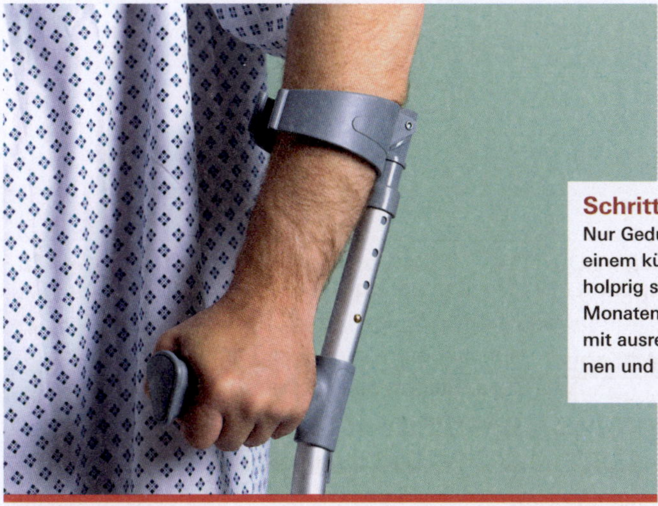

**Schritt für Schritt**
Nur Geduld! Die ersten Schritte mit einem künstlichen Gelenk mögen holprig sein. Doch nach drei bis sechs Monaten ist fast alles wieder möglich, mit ausreichend Erfahrung sogar Turnen und Skifahren.

# Die Zeit in der Klinik gut vor- und nachbereiten

So vielseitig die möglichen Eingriffe sind, so unterschiedlich haben Kliniken sich spezialisiert. Ein Register und weitere Anlaufstellen helfen, die passende zu finden.

**Eine nahegelegene Klinik** zu wählen, hat Vorteile: Zu Vorgesprächen und für etwaige Nachuntersuchungen hält sich der Anreiseweg in Grenzen. Die Empfehlung kommt womöglich vom eigenen Hausarzt bzw. von der Rheumatologin des Vertrauens. Vielleicht haben Ihnen sogar Bekannte mit ähnlicher Krankengeschichte ihren Chirurgen empfohlen. Dabei sollte allerdings nie die Sympathie entscheiden, sondern die Fachkompetenz.

Die Unabhängige Patientenberatung Deutschland (UPD) ist eine Anlaufstelle für Patienten, die Hintergründe kennen, Angebote vergleichen und Unsicherheiten loswerden möchten. Die UPD nutzt die Expertise von Ärzten, medizinischen Fachkräften, Juristen und anderen Spezialisten und gibt Tipps rund um verschiedene geplante Eingriffe. Die Beratung ist für Patienten kostenlos

Gelenkersatzexperten finden Sie mit EndoCert. So heißt die Zertifizierung, die die Deutsche Gesellschaft für Orthopädie und Orthopädische Chirurgie (DGOOC) begründet hat. Damit werden Kliniken ausgezeichnet, die sich auf den Gelenkersatz spezialisiert haben und hierbei sehr erfolgreich sind. In zertifizierten EndoProthetikZentren implantiert jeder Operateur mindestens 50 TEP im Jahr, in Endoprothetikzentren der Maximalversorgung sogar 100 TEP im Jahr.

In die Bewertung fließen weitere Qualitätsindikatoren der Behandlung ein.

### → Klinik-Erfolge hinterfragen

Eine gewisse Aussagekraft haben die Qualitätsberichte, zu denen deutsche Krankenhäuser seit 2003 gesetzlich verpflichtet sind. Wie viele Eingriffe werden pro Jahr in der Klinik durchgeführt? Wie beugt das Klinikteam Komplikationen vor? In aufbereiteter Form präsentiert das Internetportal „Weisse Liste" (www.weisse-liste.de) die Inhalte der Qualitätsberichte sowie Auswertungen von Patientenbewertungen. Kostenlos und werbefrei können Sie auf der Webseite auch nach Kliniken und Ärzten suchen, die sich in Ihrem PLZ-Gebiet auf bestimmte Operationen spezialisiert haben.

### Das Vorgespräch vor dem Eingriff

Die Klinik, der Chirurg der Wahl scheint gefunden. Das erste Gespräch mit dem Experten steht an. Was – außer Ihrem Bauchgefühl – verrät Ihnen, dass Sie gut aufgehoben sind? Dafür sprechen die folgenden Details

- Der Chirurg nimmt sich Zeit für Sie.
- Wenn eine Ihnen nahestehende Person mitkommen möchte, darf sie das auch.
- Der Chirurg spricht mögliche Alternativen zur OP an.
- Der Chirurg kann Ihnen Details zur geplanten OP so erklären, dass Sie sie verstehen.
- Sie bekommen Informationen über die einsetzbaren Prothesenmodelle, ihre Materialien, Funktion, Stärken, Schwächen und Haltbarkeit.
- Fragen zu Komplikationen und Folgeoperationen, die nach diesem Eingriff möglich wären, werden beantwortet.

**Nach der OP ist vor der Rehabilitation** – im Idealfall schließt sich die durchschnittlich drei Wochen dauernde Rehabilitationsmaßnahme direkt an den Klinikaufenthalt an. Recherchieren Sie vor der Operation, welche Rehabilitationskliniken bzw. -zentren für Sie geeignet sind. Ambulant oder stationär bauen Sie dort Ihre Muskeln weiter auf, erlangen Mobilität zurück und lernen, wie Sie Ihr neues Gelenk schützen und pflegen. Neben Sportempfehlungen und Freizeitangeboten erwarten Sie auch Informationen für zu Hause und zur Wiedereingliederung in den Beruf.

- Sie erfahren alles Wesentliche über die Aufnahme in der Klinik, die Zeit dort und die Nachsorge bzw. Rehabilitation.
- Jemand erklärt Ihnen, wie lange Sie sich schonen müssen und wie die Genesung üblicherweise abläuft.

Grundsätzlich spricht nichts gegen eine Zweit- oder Drittmeinung bei anderen Operateuren. Vor allem, wenn mehrere Eingriffe oder Prothesen infrage kommen und Sie die Qual der Wahl haben, schenkt Ihnen eine Zweitmeinung Sicherheit. Die Krankenkasse übernimmt in der Regel die Kosten.

### Rund um den OP-Termin

Nehmen Sie bequeme Lieblingsfreizeitkleidung mit, die an den Wunden nicht scheuern wird, suchen Sie sich einen Platz aus, an dem Sie Ihren Prothesen-Pass lagern werden, der fortan Ihr Begleiter bei vielen Arztterminen sowie auf Reisen sein wird. Falls Sie eine Unterarmstütze bekommen haben, üben Sie in Ruhe, sich mit ihr fortzubewegen. Vielleicht haben Sie die Möglichkeit, sich von Ihrer Physiotherapeutin auf die postoperative Belastung vorbereiten zu lassen. Und dann kann es schon losgehen! Liegt der Eingriff schließlich hinter Ihnen, sind Sie womöglich glücklich, dass die Schmerzen unter Kontrolle sind, und würden gern Bäume ausreißen. Aber die OP-Wunde muss zunächst ausheilen. Vielleicht geht Ihnen der Heilungs- und Genesungsprozess nicht schnell genug. Mit drei Monaten Rehabilitationszeit müssen Sie rechnen. In dieser Zeit sollen Sie sich zwar bewegen – Ergo- und Physiotherapeuten zeigen Ihnen, wie – aber keinesfalls das neue Gelenk überlasten. Bekommen Sie eine Orthese oder Bandage verordnet, behalten Sie diese bitte an. Nutzen Sie Ihre Unterarmgehstütze oder Ihren Rollator, falls vorhanden. Fällt Ihnen das ungewohnt schwer, lassen Sie sich vom Klinikteam anleiten. Sie werden in den Tagen nach dem Eingriff und in der Reha viel Neues lernen. Notieren Sie wichtige Tipps, Empfehlungen und Übungen. Planen Sie während Ihres Aufenthalts Ihr Übungsprogramm für zu Hause. Packen Sie diese Informationen in Ihren Endlich-schmerzfrei-Ordner. Und dann, in sechs, neun, zwölf Monaten? Wenn alles glatt gelaufen ist, vergessen Sie vielleicht manchmal, dass Sie je Arthrose hatten. Die Narbe stört Sie nicht mehr. Sie fragen sich, ob es das jetzt noch braucht: Arthrose-Ernährung, Arthrose-Bewegung, gelenkfreundliche Hobbys und Möbel ... Doch vergessen Sie nicht: Die Endoprothese, die für Sie da ist, profitiert davon, wenn Ihre Entzündungswerte niedrig bleiben, wenn Ihr Gewicht stabil und Ihr Bewegungsmuster gleichmäßig ist. Bedenken Sie, dass die Endoprothese ein guter, aber nicht voll vergleichbarer Ersatz für ein gesundes, eigenes Gelenk ist, da sie z. B. nicht so viele Gelenkfühler für die sogenannte Tiefensensibilität besitzt. Freuen Sie sich also an jedem schmerzfreien Tag, und tragen Sie dazu bei, dass es lange so bleibt.

# Zeit für einen Rückblick

In sechs Wochen haben Sie viel getan und ausprobiert, damit sich Ihre Lebensqualität verbessert. Nun heißt es das Gelernte zu festigen.

**Herzlichen Glückwunsch!** In den letzten Wochen haben Sie viele Bausteine kennengelernt und ausprobiert, und Ihre Säulen stehen ganz oder weitgehend. Bewegung für mehr Ausdauer, Dehnung und Kraft sowie eine entzündungshemmende Ernährung begleiten Sie durch den Alltag. Sie haben Ihr Schmerzmanagement in der Hand. Nun gibt es zwei Möglichkeiten. Wenn es Ihnen bereits besser geht, dann gilt: Von nun an behalten Sie bitte Ihr Programm bei. Zusätzlich können Sie das Ausprobierte und Erlebte Revue passieren lassen. Notieren Sie,

- was Sie genau so weitermachen werden,
- welchen Ihrer Ziele Sie inzwischen nähergekommen sind,
- welche Erfolgserlebnisse Sie hatten,
- wovon Sie enttäuscht waren und
- was Sie noch ausprobieren möchten.

Möglichkeit zwei ist: Noch hat sich nichts oder nur wenig verbessert, oder es geht Ihnen sogar schlechter. Dann gilt: Seien Sie bitte geduldig, manchmal dauert es etwas länger. Versuchen Sie andere Übungen, ein anderes Ernährungskonzept. Bitten Sie Ihren Arzt um eine andere Schmerztherapie, lassen Sie sich gegebenenfalls in einer Schmerzklinik durchchecken.

### → Bleiben Sie flexibel

Das Leben verändert sich, Ihre Arthrose auch. Denken Sie daran, dass Ihr Endlich-schmerzfrei-Programm flexibel ist und Sie es jederzeit ergänzen und ändern können. Die Instrumente dafür kennen Sie nun.

Falls Sie weiter Gewicht reduzieren wollen, halten Sie an neuentdeckten guten Gewohnheiten fest. Und behalten Sie die medizinische Forschung im Auge – die Arthrose- und Schmerzforschung schreitet voran, neue Erkenntnisse, Medikamente und Therapien werden hinzukommen. Es gibt also viele Gründe, optimistisch in die Zukunft zu blicken und damit zu rechnen, dass Ihr Endlich-schmerzfrei-Programm durch neue Strategien erweitert werden kann, die Ihnen weiterhin ein erfülltes Leben ermöglichen. Vielleicht wird irgendwann tatsächlich eine Therapie gefunden, die Arthrose heilt oder allen hilft. Bis dahin gilt: Tun Sie Ihren Gelenken so viel Gutes wie möglich und genießen Sie Ihr aktives Leben mit Arthrose.

Checkliste

## Wie es jetzt weitergeht

Die Hausaufgabe für Woche 6 lautet: Prüfen Sie Ihren Wochenplan kritisch. Beantworten Sie die folgenden Fragen für sich. Notieren Sie, was Sie ändern wollen, und packen Sie die Version Ihres Wochenplans mit den Notizen in Ihren Endlich-schmerzfrei-Ordner.

- ☐ Welche Hausmittel setzen Sie wann gegen akute Schmerzen ein?
- ☐ Falls Sie Medikamente nehmen – welche sind es, wann und in welcher Dosierung? Notieren Sie sich auch unerwünschte Wirkungen, falls diese bei Ihnen auftreten.
- ☐ Welche Dehn- und Kräftigungsübungen haben sich bewährt?
- ☐ Zu welcher Tageszeit/unter welchen Voraussetzungen ziehen Sie Ihr Training am besten durch?
- ☐ Welche Ausdauersportart praktizieren Sie gerade, und wann?
- ☐ Welche Lebensmittel oder Getränke haben Sie unter Verdacht, Ihre Arthroseschmerzen zu verstärken?
- ☐ Wie können Sie diese ersetzen?
- ☐ Welche Lebensmittel tun Ihnen augenscheinlich gut und schmecken Ihnen auch?
- ☐ Falls Sie Nahrungsergänzungsmittel anwenden: Welche sind es und in welcher Dosierung? Was verändert sich dadurch?
- ☐ Wie steht es um Ihre Schlafqualität?
- ☐ Wenn Sie zu wenig und/oder zu unruhig schlafen: Welche Tipps aus Kapitel 3 könnten Sie einsetzen, um Ihre Nachtruhe zu verbessern?
- ☐ Gibt es Therapien, die für Sie neu infrage kommen – zum Beispiel Akupunktur, Blutegel oder Reizstrom? Vereinbaren Sie einen Ersttermin und notieren Sie, wie Sie sich danach fühlen.
- ☐ Haben Sie weitere Angebote im Visier, die Ihnen helfen könnten, z. B. den Stammtisch einer Selbsthilfegruppe, einen Lauftreff oder veganen Kochkurs? Dann halten Sie die Termine bitte ebenfalls im Endlich-schmerzfrei-Programm fest.

Dieses Programm ist flexibel, und Sie können es später jederzeit ändern – etwa, wenn neue Therapien zugelassen sind oder nachdem Sie ein künstliches Gelenk bekommen haben. Viel Erfolg und auch Spaß dabei!

# Hilfe

**1 Adressen**
Kontakte und Internetadressen, die Ihnen weiterhelfen können.

**2 Tipps zum Weiterlesen**
Noch mehr Informationen, um Ihre gesundheitliche Situation zu verbessern.

**3 Stichwortverzeichnis**
Alle wichtigen Begriffe auf einen Blick – für ein leichtes Nachschlagen.

# Adressen

**Deutsche Schmerzliga e. V.**
Die Selbsthilfeorganisation informiert über Schmerz, Therapieangebote, Selbsthilfegruppen und bietet auch Hintergrundinformationen sowie ein Schmerztagebuch zum Herunterladen.
www.schmerzliga.de

**Deutsche Gesellschaft für Ernährung e. V. (DGE)**
Sie informiert rund um die ausgewogene Ernährung und bietet Nährwerttabellen, Rezepte und viele andere Angebote rund ums Essen, Trinken und Gewicht.
www.dge.de

## Fachgesellschaften

**Deutsche Hüftgesellschaft (DHG)**
Sektion der Deutschen Gesellschaft für Orthopädie und Unfallchirurgie
www.dgou.de/gremien/sektion/huefte

**Deutsche Kniegesellschaft e. V.**
Sektion der Deutschen Gesellschaft für Orthopädie und Unfallchirurgie
www.deutsche-kniegesellschaft.de

**Deutsche Vereinigung für Schulter- und Ellenbogenchirurgie e. V.**
www.dvse.de

# Tipps zum Weiterlesen

**Deutsche Gesellschaft für Fuß- und Sprunggelenkschirurgie**
www.gffc.de

**Deutsche Gesellschaft für Handchirurgie**
www.handexperten.com

**Deutsche Gesellschaft für Mund-, Kiefer- und Gesichtschirurgie**
www.dgmkg.com

**EndoCert**
Hintergründe über das Qualitätssiegel; Suchfunktion zum Finden von EndoCert-Zentren und EndoCert-Zentren der Maximalversorgung, in denen jeder Operateur regelmäßig Gelenke ersetzt.
www.endocert.de

**„Weisse Liste"**
Qualitätsberichte deutscher Krankenhäuser sowie Patientenbewertungen gehen in den Wegweiser zur Orientierung im Gesundheitswesen ein. Wissenschaftlich fundiert, kosten- und werbefrei.
www.weisse-liste.de

**Leitlinien der Arbeitsgemeinschaft der Wissenschaftlichen Medizinischen Fachgesellschaften (AWMF)**
Behandlungsansätze, die sich in wissenschaftlichen Studien bewährt haben. Sie werden regelmäßig aktualisiert. In diesen Ratgeber gingen die Leitlinien zur Gonarthrose, Koxarthrose sowie Indikation zur Knieendoprothese ein.
www.awmf.org

Jana Hauschild: **Endlich schlafen.** Der Ratgeber für einen erholsamen Schlaf, Stiftung Warentest 2015

Elisabeth Lange: **Die neue Nebenbei-Diät.** Schlank und gesund ohne Kalorienzählen, Stiftung Warentest 2020

Matthias Bastigkeit: **Meine Laborwerte.** Den Laborbericht verstehen, Stiftung Warentest 2020

**Medikamente im Test.** 9000 Arzneimittel geprüft und bewertet, Stiftung Warentest 2017

# Stichwortverzeichnis

## F



## G



## H



## I



## K



## L



## M

## T



## U



## V



## W



## Y/Z



**Bildnachweis:** Titel: shutterstock, Jacob Lund;
Bernd Roselieb: 72, 92 – 109
Adobe Stock: 11 Axel Kock; 14 Adobe designua; 24 li grinchh, re juefraphoto; 83 Merpics; 131 Kzenon
Gettyimages: 8, 19 Robert Daly; 26, 119, 139, 152 Westend61; 37, 53, 79 Luis Alvarez; 41 Jonatan Fernstrom; 46 Michael Blann; 49 filadendron; 60 Dean Mitchell; 70 krisanapong detraphiphat 76 Peter Muller; 110 Claudia Totir; 115 Pepifoto; 123 Jacobs Stock Photography Ltd; 149 PhotoAlto/Odilon Dimier; 163 Alexandr Mitiuc; 167 Peter Dazeley

**Die Stiftung Warentest** wurde 1964 auf Beschluss des Deutschen Bundestages gegründet, um dem Verbraucher durch vergleichende Tests von Waren und Dienstleistungen eine unabhängige und objektive Unterstützung zu bieten.

**Wir kaufen** – anonym im Handel, nehmen Dienstleistungen verdeckt in Anspruch.

**Wir testen** – mit wissenschaftlichen Methoden in unabhängigen Instituten nach unseren Vorgaben.

**Wir bewerten** – von sehr gut bis mangelhaft, ausschließlich auf Basis der objektivierten Untersuchungsergebnisse.

**Wir veröffentlichen** – anzeigenfrei in unseren Büchern, den Zeitschriften test und Finanztest und im Internet unter www.test.de

**Die Autorin**

**Petra Plaum** arbeitet seit drei Jahrzehnten im Journalismus mit den Schwerpunkten Gesundheitspolitik und Medizin. Sie schreibt regelmäßig für verschiedene medizinische Fachjournale und Zeitschriften wie auch seit 2013 für die Fachzeitschrift „mobil" der Deutschen Rheuma-Liga.

**Unsere Experten**

**Prof. Dr. Hans-Raimund Casser** ist Ärztlicher Direktor des DRK Schmerzzentrums in Mainz, Facharzt für Orthopädie-Rheumatologie, Physikalische Medizin und Rehabilitation mit Zusatzbezeichnung Spezielle Schmerztherapie. In Forschung und Klinik verfolgt er einen ganzheitlichen und interdisziplinären Ansatz in der Schmerzmedizin.

**Tom Bäsch** ist Leitender Physiotherapeut von Momentum Physiotherapie Mainz.

1. Auflage, 3. Nachdruck


Stiftung Warentest
Lützowplatz 11–13
10785 Berlin
Telefon 0 30/26 31–0
Fax 0 30/26 31–25 25
www.test.de
email@stiftung-warentest.de

USt-IdNr.: DE136725570

**Vorständin:** Julia Bönisch
**Weitere Mitglieder der Geschäftsleitung:**
Dr. Holger Brackemann, Daniel Gläser,
Dr. Birger Venn-Hein



**Programmleitung:** Niclas Dewitz

**Autorin:** Petra Plaum

**Projektleitung:** Veronika Schuster
**Lektorat:** Anna Ueltgesforth
**Mitarbeit:** Merit Niemeitz
**Korrektorat:** Susanne Reinhold, Berlin
**Fachliche Unterstützung:** Prof. Dr. Hans-Raimund Casser, Tom Bäsch, Dr. Lena Glassneck
**Titelentwurf:** Josephine Rank, Berlin
**Layout:** Büro Brendel, Berlin
**Grafik, Satz:** Anne-Katrin Körbi
**Bildredaktion:** Anne-Katrin Körbi

**Produktion:** Daniela Greven
**Verlagsherstellung:** Rita Brosius (Ltg.), Romy Alig, Susanne Beeh
**Litho:** tiff.any, Berlin
**Druck:** MEO MEDIA, eine Marke der Meinders & Elstermann GmbH & Co. KG, Belm

**ISBN: 978-3-7471-0334-0**

Wir haben für dieses Buch 100 % Recyclingpapier und mineralölfreie Druckfarben verwendet. Stiftung Warentest druckt ausschließlich in Deutschland, weil hier hohe Umweltstandards gelten und kurze Transportwege für geringe $CO_2$-Emissionen sorgen. Auch die Weiterverarbeitung erfolgt ausschließlich in Deutschland.